Rômulo B. Rodrigues

QUALIDADE DE VIDA
Definições e conceitos

1ª edição
2020

RODRIGUES, Rômulo B. QUALIDADE DE VIDA -
Definições e conceitos / Rômulo B. Rodrigues - Amazon. 2020.

Organização: Rômulo B. Rodrigues

Impresso pela Amazon – 2020.

2020. Escrito e produzido no Brasil.

1. Saúde. 2. Hábitos saudáveis. 3. Qualidade de vida.

Amazon Serviços de Varejo do Brasil Ltda.
CNPJ 15.436.940/0001-03
Av. Juscelino Kubitschek, 2041 – Torre E – 18° andar
São Paulo - SP

Dedico esta obra aos meus filhos Júlio César e João Víctor.

Agradeço à minha mãe adotiva (In Memoriam), que me orientou e me ensinou a ser o que sou e sei hoje.

SUMÁRIO

PREFÁCIO

Cada vez mais se fala sobre qualidade de vida. É uma concepção que envolve parâmetros das áreas de saúde, arquitetura, urbanismo, lazer, gastronomia, esportes, educação, meio ambiente, segurança pública e privada, entretenimento, novas tecnologias e tudo o que se relacione com o ser humano, sua cultura e seu meio. Os conceitos e concepções referentes à qualidade de vida são bastante diversos. Por exemplo, no Dicionário Oxford de Filosofia (Rio de Janeiro: Zahar, 1997) a consulta ao vocábulo remete diretamente a outro vocábulo, Felicidade. É uma visão bastante específica do tema, apesar de fugir dos aspectos mais práticos do problema. Por outro lado, na década de 1990, o filósofo alemão Hans-Magnus Enzensberger, considerava que o luxo do futuro, um dos patamares mais elevados da qualidade de vida do ponto de vista do consumo capitalista, será menos supérfluo do que estritamente necessário. Os novos luxos, segundo ele, seriam: tempo, atenção, espaço, sossego, meio ambiente e segurança. Pode ser um paradoxo, mas em um mundo fragmentado e contraditório, envolvido em crises econômicas, políticas e sociais cíclicas, os paradoxos são comuns.

Mesmo as atividades ligadas ao prazer e às delícias da vida são comprometidas pelos limites e carências dos seres humanos. Gilles Lipovetsky pergunta como se explica que a melhoria contínua das condições de vida material não ocasione de modo algum a redução do mal estar na civilização? O paradoxo maior, ei-lo: as satisfações vividas são mais numerosas do que nunca, a alegria de viver fica estagnada ou até recua; a felicidade parece continuar inacessível enquanto temos, ao menos aparentemente, mais oportunidades de lhe colher os frutos.

Esse estado não nos aproxima nem do inferno nem do paraíso; define simplesmente o momento da felicidade paradoxal (A felicidade paradoxal. São Paulo; Companhia das Letras, 2007).

Mas essas discussões acontecem em um mundo pretensamente desenvolvido no ocidente e em algumas partes da Ásia-Oceania e Oriente Médio, onde os IDHs atingem níveis considerados mais satisfatórios, pois em vastas áreas do planeta a miséria e a opressão impedem que se chegue a um padrão elementar sobre as condições de qualidade de vida, restando apenas a indiferença dos mais bem aquinhoados de bens materiais, mas ainda carentes de sentido e significado, em relação a uma imensa massa humana alijada das benesses do desenvolvimento material e tecnológico. Mais um paradoxo, representado pelo permanente abismo entre os ricos e os pobres do planeta, em uma época onde a ciência e a tecnologia pensam poder quase tudo.

Em uma época em que várias igrejas, sindicatos, partidos políticos, governos, empresas respeitáveis e até mesmo universidades se renderam à ambição e ao egoísmo, não é estranho que o incômodo contemporâneo, sucessor de incômodos mais antigos, perturbe a desejável e idílica serenidade que a mídia tenta passar. Mas essa mesma mídia mescla a sensação de bem-estar aos medos e traumas, formando o contexto onde esses paradoxos se desenvolvem.

Para diversos profissionais e estudantes, essa temática relaciona-se diretamente com seu campo de atuação ou pesquisa. Compreender as novas estruturas sociais e políticas, econômicas e culturais, que influenciam a qualidade de vida das pessoas é fundamental em um planeta cada vez mais conectado, seja no campo virtual ou nas complexas realidades cotidianas.

Este livro é uma plataforma inicial que envolve algumas possibilidades e se insere no universo interdisciplinar que marca muitas de nossas novas universidades e campos de atuação profissional. a leitura do texto trará novas idéias e alternativas sobre essa questão humana.

Boa leitura

INTRODUÇÃO

Este livro procura apresentar ao leitor um panorama abrangente das principais discussões e problemas relacionados com a questão da qualidade de vida, desde uma perspectiva acadêmica e contemporânea. Parte do princípio que por trás de iniciativas pontuais e, muitas vezes simples, como um programa de ginástica laboral ou de antitabagismo, os quais sem nenhuma dúvida são importantes e úteis, existe também um debate conceitual denso, atual e sistemático.

A principal característica deste debate é a interdisciplinaridade. A pesquisa sobre qualidade de vida ultrapassou sua origem na área de saúde e constitui hoje um dos campos mais importantes para o diálogo entre as diferentes disciplinas e escolas de pensamento, no sentido da busca de avanços reais para as pessoas das mais diferentes culturas. Esta vocação original para a interdisciplinaridade permite trazer para o mesmo espaço de discussão pessoas e áreas que, de outra forma, muito dificilmente encontrariam um denominador comum para o diálogo e o crescimento intelectual conjunto.

Esta diversidade, ao mesmo tempo em que disponibiliza uma riqueza ímpar de ideias, exige do pesquisador disciplina e grande rigor metodológico no sentido de não perder de vista os paradigmas originais de cada área no processo de aproximação. Neste sentido, o livro caminha todo o tempo na situação, em alguns momentos paradoxal, de aproveitar as possibilidades teóricas dessas interfaces sem, contudo, cair na tentação fácil da construção de uma colcha de retalhos onde cada parte tem pouco compromisso na articulação entre os fundamentos da própria área de origem e as características constitutivas das outras áreas com as quais dialoga.

Procurando ser coerente com este compromisso, o livro inicia o primeiro capítulo apresentando uma reflexão sobre a constituição e principais características da área de pesquisa em qualidade de vida, como forma de uniformizar a linguagem e determinar uma base conceitual que deixe o mais claro possível, frente à complexidade e diversidade do campo, as diferentes aproximações que serão apresentadas a seguir. A pesquisa em qualidade de vida, no que diz respeito à forma de apresentar seus resultados, caminha de um extremo ao outro. Por um lado, pretende dar conta da enorme complexidade de todos os fatores que impactam com importância nas condições de vida das pessoas, e, por outro, espera poder apresentar o resultado na forma simples de um índice numérico. As vantagens da apresentação do resultado da pesquisa na forma de um índice são evidentes: permite ilustrar o complexo como algo simples, ou pelo menos aparentemente simples, e viabiliza comparações entre diferentes populações ou de uma mesma população no tempo. Não se pretende aqui questionar esta dimensão da pesquisa em qualidade de vida; acreditamos que os principais índices desenvolvidos guardam uma relação significativa com o fenômeno que pretendem avaliar. Sua melhor utilização, contudo, vai depender de conhecer os elementos que lhe deram origem, capacidade para trabalhá-los de forma desagregada e acesso aos dados de conjuntura mais significativos. Ainda no primeiro capítulo deste livro, são apresentados aspectos do WHOQOL desenvolvido com apoio da Organização Mundial da Saúde e outros índices utilizados no Brasil, a partir do trabalho do IBGE.

O segundo capítulo do livro procura exemplificar algumas das interfaces que a pesquisa em qualidade de vida possibilita, apresentadas em ordem de abrangência, partindo de discussões mais gerais e conceituais, até chegar a questões mais específicas como a relação com o esporte e as inovações tecnológicas. Esperamos que a diversidade de enfoques, os casos e exemplos apresentados, assim como a bibliografia comentada possam ser úteis às pessoas interessadas nesta área de estudo e, se possível, despertar interesse e curiosidade naqueles que estão chegando agora.

CAPÍTULO I
QUALIDADE DE VIDA: DEFINIÇÕES E CONCEITOS

O universo de conhecimento em qualidade de vida se expressa como uma área multidisciplinar de conhecimento que engloba além de diversas formas de ciência e conhecimento popular, conceitos que permeiam a vida das pessoas como um todo. Nessa perspectiva, lida-se com inúmeros elementos do cotidiano do ser humano, considerando desde a percepção e expectativa subjetivas sobre a vida, até questões mais deterministas como o agir clínico frente a doenças e enfermidades.

Pode-se perceber inúmeros esforços na tentativa de elucidar esse campo de conhecimento. Compreender qualidade de vida como uma forma humana de percepção do próprio existir, a partir de esferas objetivas e subjetivas, é um desses. Porém, é preciso que, para uma compreensão adequada, não haja reducionismo perante esse tema, pois o que se percebe são inter-relações constantes entre os elementos que compõem esse universo.

Para melhor compreender a área de conhecimento em qualidade de vida é necessário adotar uma perspectiva, ou um paradigma complexo de mundo, pois se expressa na relação entre o Homem, a natureza e o ambiente que o cerca (BARBOSA, 1998). Por exemplo, embora haja diferença entre esferas de percepção deste conceito, para compreendê-las melhor é preciso que sejam associadas, que a influência de uma sobre a outra seja considerada, formando um todo.

QUALIDADE DE VIDA: UMA ÁREA DE CONHECIMENTO EM PROCESSO DE DEFINIÇÃO: A presença do termo qualidade de vida é facilmente percebida no linguajar da sociedade contemporânea, sendo incorporado ao vocabulário popular com várias formas de conotação. Parece que existe um consenso de que é algo bom falar em qualidade de vida, mesmo sem definir exatamente do que está se falando.

O senso comum se apropriou desse objeto de forma a resumir melhorias ou um alto padrão de bem-estar na vida das pessoas, sejam elas de ordem econômica, social ou emocional. Todavia, a área de conhecimento em qualidade de vida encontra-se numa fase de construção de identidade. Ora identificam-na em relação à saúde, ora à moradia, ao lazer, aos hábitos de atividade física e alimentação, mas o fato é que essa forma de saber afirma que todos esses fatores levam a uma percepção positiva de bem-estar.

A compreensão sobre qualidade de vida lida com inúmeros campos do conhecimento humano, biológico, social, político, econômico, médico, entre outros, numa constante inter-relação. Por ser uma área de pesquisa recente, encontra-se em processo de afirmação de fronteiras e conceitos; por isso, definições sobre o termo são comuns, mas nem sempre concordantes. Outro problema de ordem semântica em relação à qualidade de vida é que suas definições podem tanto ser amplas, tentando abarcar os inúmeros fatores que exercem influência, como restritas, delimitando alguma área específica.

Não é difícil observar manifestações desse movimento. Por exemplo, na edição número 1897 da revista Isto É, do mês de março de 2006, a matéria de capa intitula-se:

> *"9 lições de qualidade de vida: mudanças que você pode promover no seu dia-a-dia para conquistar um novo padrão de bem-estar físico e mental, e viver melhor".*

Neste momento, serão realizadas duas análises sobre esse objeto. A primeira em relação ao conteúdo do título da reportagem, a segunda referente ao conteúdo do texto como um todo.

Nota-se que o título encerra que qualidade de vida depende de ações individuais para que seja transformada, pois passa a ideia de que o sujeito pode mudar seus hábitos e, com isso, melhorar seu padrão de bem-estar e viver melhor. Além disso, coloca que bem-estar e qualidade de vida são sinônimos ou que, pelo menos, um exerce interferência sobre o outro.

Quanto ao conteúdo da matéria, que dispõe de cinco páginas da revista, começa com uma frase curta: *"Qualidade de vida virou um objeto de desejo"*. Essa afirmação direciona para uma percepção do tema como um objeto a ser alcançado, ou seja, como se para chegar a esse nível fosse preciso estabelecer padrões de realizações na vida. Além disso, são apresentados em seguida (compreendendo a maior parte da matéria) nove passos que, se seguidos pelo sujeito, prometem ajudá-lo a alcançar tal objetivo: 1. Cuide de sua vida sexual; 2. Tenha prazer; 3. Garanta mais tempo para si mesmo; 4. Movimente o corpo;5. Coma bem; 6. Não exija demais; 7. Vá ao médico com regularidade; 8. Mantenha boas relações; 9. Cultive a espiritualidade. Nota-se que essas orientações remetem a hábitos individuais e formas de lidar com alguns dos acontecimentos cotidianos, mas que nem sempre estão ao alcance do sujeito que procura melhoria de qualidade de vida.

Em resumo, numa leitura descuidada sobre o tema, é possível concluir que nem todos os sujeitos têm qualidade de vida, e que é preciso se esforçar para obtê-la. E é essa a principal mensagem que se veicula nos meios de comunicação.

Tal forma de entender qualidade de vida é muito corrente em ambientes comerciais, propagandas de alimentos, condomínios residenciais, campanhas políticas, entre outros. A concepção sobre qualidade de vida, que a eleva como um objeto a ser alcançado mediante esforço do sujeito, promove uma corrida para alcançar algo que o senso comum sabe que é bom, mas não tem claros seus limites conceituais e sua abrangência semântica. É como se tratasse de um ideal da contemporaneidade, que se expressa na política, na economia, na vida pessoal. Busca-se qualidade de vida em tudo (BARBOSA, 1998).

Qualidade de vida tornou-se, em muitas circunstâncias, um jargão útil a promessas fáceis e propagandas enganosas. Isso ocorre devido a uma falta de compreensão específica sobre o termo, e sua consequente colonização por parte dos meios comerciais e de comunicação, que o utilizam como justificativa para tornar seus produtos úteis, ou para manipular a opinião pública.

Finalizando a análise desta reportagem, é preciso salientar uma outra relação presente no senso comum referente à definição de qualidade de vida: a ligação desta com a saúde e a atividade física. Talvez essa seja a principal associação entre o tema estudado e um de seus elementos, possuindo mitos e crenças fortemente enraizados na sociedade contemporânea.

A intenção em citar essa matéria não é desvalorizá-la ou invalidá-la como tentativa de discussão sobre qualidade de vida, mas exemplificar abordagens sobre esse tema que se encontram explícitas em nosso cotidiano e principalmente na mídia. Nota-se que, ao lidar com essa área de conhecimento, muitos meios de comunicação, assim como o linguajar popular, buscam fatores que ilustram ou interferem sobre essa noção, porém, sem definir ao certo a dimensão do objeto. Por essa falta de especificidade terminológica e de uma visão fragmentada sobre o tema, muitas vezes qualidade de vida passa a ser, de forma equivocada, um termo abordado como algo a ser alcançado e que depende unicamente da boa vontade e da atitude individual do sujeito em mudar seus hábitos.

Nesse sentido é que estudos em qualidade de vida podem se centrar, buscando alternativas para a melhoria do nível de vida do maior número de pessoas possível, pois isso não depende só do sujeito.

Em abordagens sobre qualidade de vida, é necessário ter atenção à multiplicidade de questões que envolvem esse universo, desde parâmetros sociais até de saúde ou econômicos. Esses indicadores podem ser analisados (e assim o são) por diferentes áreas de conhecimento, com referenciais e procedimentos diferentes, sendo vinculadas definições e concepções variadas.

É possível observar esforços em estabelecer um tratamento científico para o universo de qualidade de vida. Devido ser esta uma área multidisciplinar, pode-se observar várias frentes de pesquisa e reflexão.

Para uma racionalização da análise sobre esse objeto, as formas de definições sobre o tema serão analisadas em dois momentos: Análise semântica do termo e discussão sobre sua abrangência; Definições sobre essa área de conhecimento, com o objetivo de cercar suas variáveis e campos de estudo.

Quanto à análise semântica, tem-se que o termo Qualidade, num sentido filosófico, refere-se a um caráter do objeto, que a princípio nada diz sobre ele, suas propriedades ou possibilidades. Significa uma forma de estabelecer valores. Caracterizar algo pela sua qualidade é estipular um nível bom ou ruim a ele; porém, essa atribuição é subjetiva, de acordo com o referencial e os elementos considerados. O que é boa qualidade para alguém não é necessariamente para outra pessoa (BETTI, 2002).

Ao atribuir valores a um objeto, está implícita a veracidade da existência real do mesmo. Consequentemente, o que se analisa não é a presença ou ausência deste no mundo concreto, mas seu valor perante às variáveis que o rodeiam.

Analisando o termo qualidade de vida, nota-se que o emprego da palavra Qualidade a essa forma de percepção de mundo estabelece uma existência inerente a esse campo de conhecimento, independente de ser considerado bom ou ruim. A qualidade de vida sempre esteve entre os homens; remete-se ao interesse pela vida. Logo, é possível estabelecer que qualidade de vida não é algo a ser alcançado, um objeto de desejo da sociedade contemporânea que deve ser incorporado à vida a partir de esforço e dedicação individual. Pelo contrário, é uma percepção que sempre esteve e sempre estará presente na vida do ser humano. O fato é que, a partir desse tipo de análise, todos os sujeitos têm qualidade de vida, não sendo esse um elemento a ser alcançado através de ações embutidas no padrão de boa vida da sociedade contemporânea; porém, o interessante para a vida de cada um é buscar uma boa qualidade frente às suas possibilidades individuais de ação.

Quanto ao valor implícito a essa percepção (bom ou ruim), é possível afirmar que respeita tanto questões de ordem concreta, que exercem influência direta sobre as possibilidades de ação do sujeito frente à própria vida, como formas de percepção, ação e expectativas individuais frente a esses elementos. Inclusive, estabelecer se algo é bom ou ruim depende de diferentes referenciais ou pontos de vista.

Neste segundo momento, se faz importante uma definição sobre o termo em questão, para um encaminhamento frente aos limites de abrangência dessa área de conhecimento.

De acordo com Minayo (2000, p.10), qualidade de vida é uma noção eminentemente humana, que tem sido aproximada ao grau de satisfação encontrado na vida familiar, amorosa, social e ambiental e à própria estética existencial. Pressupõe a capacidade de efetuar uma síntese cultural de todos os elementos que determinada sociedade considera seu padrão de conforto e bem-estar. O termo abrange muitos significados, que refletem conhecimentos, experiências e valores de indivíduos e coletividades que a ele se reportam em variadas épocas, espaços e histórias diferentes, sendo, portanto, uma construção social com a marca da relatividade cultural.

Nota-se que essa abordagem esbarra numa compreensão social do termo, que considera questões subjetivas como bem-estar, satisfação nas relações sociais e ambientais, e a relatividade cultural. Ou seja, esse entendimento depende da carga de conhecimento do sujeito, do ambiente em que ele vive, de seu grupo de convívio, da sua sociedade e das expectativas próprias em relação a conforto e bem-estar.

Gonçalves e Vilarta (2004) abordam qualidade de vida pela maneira como as pessoas vivem, sentem e compreendem seu cotidiano, envolvendo, portanto, saúde, educação, transporte, moradia, trabalho e participação nas decisões que lhes dizem respeito.

Essa abordagem indica, num primeiro momento, para as expectativas de um sujeito ou de determinada sociedade em relação ao conforto e ao bem-estar. Isso depende das condições históricas, ambientais e socioculturais de determinado grupo, ou seja, o entendimento e a percepção sobre qualidade de vida, nessa perspectiva, são relativos e variáveis.

Qualidade de vida não se esgota nas condições objetivas de que dispõem os indivíduos, tampouco no tempo de vida que estes possam ter, mas no significado que dão a essas condições e à maneira com que vive.

Nessa concepção, a percepção sobre qualidade de vida é variável em relação a grupos ou sujeitos. Para essa autora, o termo está relacionado ao significado que damos às condições objetivas da vida.

Para Nahas (2001, p. 5), qualidade de vida é a:

> *"Condição humana: Qualidade de Vida resultante de um conjunto de parâmetros individuais e socioambientais, modificáveis ou não, que caracterizam as condições em que vive o ser humano".*

Gonçalves (2004, p.13) define qualidade de vida como:

> *"A percepção subjetiva do processo de produção, circulação e consumo de bens e riquezas. A forma pela qual cada um de nós vive seu dia-a-dia".*

Por fim, qualidade de vida, para a Organização Mundial da Saúde (OMS) (1995), é:

> *"a percepção do indivíduo de sua inserção na vida no contexto da cultura e sistemas de valores nos quais ele vive e em relação aos seus objetivos, expectativas, padrões e preocupações".*

Não é possível existir um conceito único e definitivo sobre qualidade de vida, mas se pode estabelecer elementos para pensar nessa noção enquanto fruto de indicadores ou esferas objetivas (sociais) e subjetivas, a partir da percepção que os sujeitos constroem em seu meio. (BARBOSA, 1998)

Segundo Vilarta e Gonçalves (2004, p. 33), essas esferas se caracterizam como:

Objetividade das condições materiais: interessa a posição do indivíduo na vida e as relações estabelecidas nessa sociedade;

Subjetividade: interessa o conhecimento sobre as condições físicas, emocionais e sociais relacionadas aos aspectos temporais, culturais e sociais como são percebidas pelo indivíduo.

Pontos de vista objetivos buscam uma análise ou compreensão da realidade pautada em elementos quantificáveis e concretos, que podem ser transformados pela ação humana. A análise desses elementos considera fatores como alimentação, moradia, acesso à saúde, emprego, saneamento básico, educação, transporte, ou seja, necessidades de garantia de sobrevivência próprias da sociedade contemporânea.

Essa perspectiva caracteriza a análise em qualidade de vida como uma busca por dados quantitativos e qualitativos que permitam traçar um perfil de um indivíduo ou grupo em relação ao seu acesso a bens e serviços. Esses dados são gerados com base em informações globais Definição e Conceitos dos grupos estudados. A partir deles, são traçados índices estatísticos de referência sobre posições socioeconômicas de populações, assim como comparações entre objetos diferentes. Com esse tipo de tratamento, torna-se possível estabelecer quadros de perfis socioeconômicos para ações voltadas à melhoria da qualidade de vida dos sujeitos envolvidos.

A análise de qualidade de vida sob um aspecto subjetivo também leva em conta questões de ordem concreta, porém, considera variáveis históricas, sociais, culturais e de interpretação individual sobre as condições de bens materiais e de serviços do sujeito. Não busca uma caracterização dos níveis de vida apenas sobre dados objetivos; relaciona-os com fatores subjetivos e emocionais, expectativas e possibilidades dos indivíduos ou grupos em relação às suas realizações, e a percepção que os atores têm de suas próprias vidas, considerando, inclusive, questões imensuráveis como prazer, felicidade, angústia e tristeza.

Quanto aos aspectos subjetivos, é preciso uma caracterização prévia do ambiente histórico-social em que vive o grupo ou sujeito para uma análise sobre seus níveis de qualidade de vida. Lembrando que o estabelecimento desses níveis se dá de forma relativa às necessidades, expectativas e percepções individuais.

Relacionando as definições de qualidade de vida apresentadas com as duas esferas em que circula essa área de conhecimento, pode- se observar que, embora os autores citados apresentem prevalências individuais de análise quanto a elementos objetivos ou subjetivos, não é possível isolá-los em suas definições.

Há uma relação íntima entre aspectos objetivos e subjetivos a respeito desse tema:

> *"nenhuma análise sobre qualidade de vida individual poderá ser desenvolvida sem uma contextualização na qualidade de vida coletiva".* (TUBINO, 2002, p. 263).

Do mesmo modo, a definição de qualidade de vida da OMS, por exemplo, contempla as concepções de subjetividade do indivíduo e de objetividade das condições materiais (VILARTA e GONÇALVES, 2004).

Essa compreensão direciona o estudo sobre qualidade de vida para a necessidade de estabelecer parâmetros objetivos como condições de saneamento básico, saúde, alimentação, moradia, transporte, educação, entre outros (VILARTA e GONÇALVES, 2004). Porém, não se pode excluir o impacto dessas variáveis sobre a vida dos sujeitos, sendo que a interpretação, a percepção e a expectativa perante a vida variam de acordo com a individualidade de cada um.

Essa divisão de esferas de percepção busca esclarecer a problemática da multidisciplinaridade presente em estudos sobre qualidade de vida, visto que esse é um tema de grande abrangência semântica. É importante considerar que, por existirem diversas formas de definição sobre o termo, a adoção de somente uma delas parece imprudente, pois esse ainda é um campo em formação e em processo de definição de conceitos e verdades. Logo, tais definições são aceitas e utilizadas, porém, devem ser analisadas com olhar crítico e de forma situada em relação aos aspectos objetivos e subjetivos de análise, além do fato de serem complementares entre si. Tanto aspectos objetivos quanto subjetivos devem ser considerados numa análise sobre o tema.

No processo de definir as fronteiras de abrangência de qualidade de vida, torna-se necessário especificar o campo em que se encontra esse tema como área de conhecimento e saber científico. A primeira reflexão diz respeito à sua área de concentração: Humanas ou Biológicas.

Qualidade de vida seria um híbrido biológico-social, mediado por condições mentais, ambientais e culturais (Minayo, 2000). Essa área de estudo, se simplesmente se ativer a questões de ordem biológica, ligadas exclusivamente à saúde clínica, corre o risco de ser incompleta e equivocada, pois desconsiderará as variáveis histórico-culturais, influentes inclusive no processo saúde-doença. A preocupação com o conceito de qualidade de vida refere-se a um movimento dentro das ciências humanas e biológicas no sentido de valorizar os parâmetros mais amplos que o controle de sintomas, a diminuição da mortalidade ou o aumento da expectativa de vida (FLECK et al., 1999, p. 20).

A colocação desses autores apresenta uma noção que busca a humanização deste conceito e dos avanços científicos e tecnológicos na área de saúde e bem-estar das populações. Humanizar a saúde e a qualidade de vida não significa somente acrescentar anos às vidas dos sujeitos, mas acrescentar vida aos anos (FLECK et al., 1999). Ou seja, não basta aumentar a expectativa de vida, mas melhorar a qualidade dos anos vividos. Portanto, tanto a percepção individual dos sujeitos, quanto análises objetivas sobre qualidade de vida, desde um ponto de Qualidade de Vida vista semântico sobre o termo, até possíveis aplicações diretas no real, não podem ignorar o caráter de interdependência entre as duas esferas de percepção (objetiva e subjetiva), nem aspectos clínicos e sociais para que o ser humano não seja tratado como um número ou índice de análise, nem tão somente um realizador integralmente responsável pelo seu bem-estar.

Com base na revisão bibliográfica, é possível perceber uma tendência em estabelecer conceitos e níveis de qualidade de vida a partir da análise de instrumentos indicadores dessa noção. Esses parâmetros buscam quantificar aspectos populacionais da saúde e bem-estar de grupos humanos, e se apresentam sob formas, origens, referenciais e áreas de atuação distintas. Nota-se, inclusive, que expressam as esferas de percepção objetiva e subjetiva.

As aplicações de instrumentos de avaliação de qualidade de vida [...] são amplas e incluem não somente a prática clínica individual, mas também a avaliação de efetividade de tratamentos e funcionamento de serviços de saúde. Além disso, podem ser importantes guias para políticas de saúde (FLECK, 2000, p. 38).

> *"Os indicadores de qualidade de vida têm sido usados para avaliação da eficácia, da eficiência e do impacto de determinados tratamentos na comparação entre procedimentos para o controle de doenças"* (SEIDL e ZANNON, 2004, p. 581).

Embora tais perspectivas levem em consideração as relações entre saúde e qualidade de vida, elas explicitam uma intenção desses indicadores de elucidar os perfis das populações em relação às condições e aos parâmetros em que estão ocorrendo suas vidas. Os dados gerados levam a caracterizações e comparações dos grupos, e podem ser usados para fins diversos, como a promoção de saúde ou objetivos políticos e mercadológicos.

Embora os indicadores busquem traçar perfis sobre a qualidade de vida, é possível relacioná-los com as esferas referidas a partir da forma e da caracterização dos dados coletados. Os instrumentos de ordem objetiva abordam principalmente os bens materiais que influenciam a condição e modo de vida, sendo esses termos configuradores de uma ordem social.

Esse tipo de análise busca estabelecer quadros gerais da vida de populações, a partir de dados obtidos de forma concreta, sem abordagem individual dos sujeitos. Por outro lado, os de ordem subjetiva visam também a estabelecer perfis de populações, porém, a partir da percepção individual dos sujeitos, complementando as análises referentes a bens materiais do grupo. Um desafio importante para esses instrumentos é a geração de formulações que permitam expressar correspondências entre as melhoras dos índices coletivos e de satisfação pessoal (GONÇALVES e VILARTA, 2004).

Os indicadores de níveis de qualidade de vida proporcionam um caminho metodológico de análise das esferas de percepção objetiva e subjetiva. Por essa razão, esses elementos serão apresentados de forma separada; porém, é preciso considerar a relação dialética que se expressa entre eles.

PERCEPÇÕES OBJETIVAS DE QUALIDADE DE VIDA:

A esfera objetiva de percepção de qualidade de vida lida com a garantia e satisfação das necessidades mais elementares da vida humana: alimentação, acesso à água potável, habitação, trabalho, saúde e lazer (Minayo, 2000). Essa forma lida com as possibilidades de consumo e utilização de bens materiais concretos, por isso, independe da interpretação do sujeito perante sua própria vida.

Essa perspectiva é mais facilmente compreendida se associada com instrumentos indicadores, visto que se apoia em dados de acesso dos grupos sociais a materiais de consumo.

Os primeiros indicadores objetivos de qualidade de vida incluíam três ordens de fato: 1. Aquisição de bens materiais; 2. Avanços educacionais; 3. Condições de saúde (GONÇALVES e VILARTA, 2004, p. 9). Esse tipo de análise leva a uma generalização dos grupos em questão, pois suas particularidades históricas e culturais não são levadas em consideração. Esse tipo de instrumento indicador, que se apoia em questões socioeconômicas relativas à aquisição de bens, desconsidera vertentes subjetivas e a mutliculturalidade da sociedade contemporânea, adota referenciais hegemônicos como parâmetros avaliativos (GONÇALVES e VILARTA, 2004, p. 10): Tomam como referência padrões ocidentais modernos como modelos de referência para aferir todas as nações do planeta; discriminam pouco entre países de condições assemelhadas; Adotam enfoque reduzido de desenvolvimento como melhora de produção e crescimento econômico, ignorando que qualidade de vida também transita por valores e práticas como urbanidade, respeito mútuo, enfim, a força espiritual da democracia.

Nesse tipo de abordagem faz-se possível uma comparação mais direta entre grupos separados pelo tempo ou por etnias diferentes. Isso ocorre devido à adoção de elementos identificáveis como essenciais à vida, com base em parâmetros culturalmente hegemônicos. Por um lado, essa ocorrência atribui a possibilidade de classificar grupos quanto a seus níveis de qualidade de vida, por outro, como não considera as percepções individuais e especificidades culturais dos sujeitos e coletividades, a validade das comparações e índices gerados se faz de forma política e culturalmente hegemônica em alguns momentos.

Esses indicadores apresentam pontos positivos referentes à facilidade de obtenção de dados e a geração de índices gerais sobre as condições de qualidade de vida dos grupos analisados. Isso se deve ao processo de obtenção desses dados, que se dá em análises generalizantes da sociedade, através de índices ligados às áreas da saúde, moradia, transporte, educação, alimentação, entre outras, e não através de intervenções individuais. Outra característica é o enfoque quantitativo sobre os dados e elementos analisados. A esfera objetiva de percepção lida com a presença ou ausência de determinados elementos nos grupos e a intensidade dessas ocorrências.

Um exemplo desse tipo de instrumento indicador é o Índice de Desenvolvimento Humano (IDH), elaborado pelo Programa das Nações Unidas para o Desenvolvimento (PNUD). Esse tipo de índice, além de considerar aspectos socioeconômicos, lida com questões de saúde, incluindo no cálculo a expectativa de vida ao nascer e taxas de mortalidade da população.

> *"Esse índice varia de zero a um: o nível alto de qualidade de vida corresponde de 0,800 a 1,000; o nível médio está no intervalo de 0,500 a 0,799 e o nível*

baixo é inferior a 0,499" (GONÇALVES e VILARTA, 2004, p. 10).

A estipulação de valores entre os elementos analisados toma como referência padrões ocidentais de percepção de boa qualidade de vida e de expectativa quanto às necessidades de sobrevivência e bem-estar. Esse índice é aplicado em populações em nível nacional, o que, de certo modo, se caracteriza como um limite metodológico, visto que diferentes regiões de um mesmo país possuem condições socioeconômicas extremamente divergentes. Por outro lado, existe a possibilidade de adaptar ou desagregar esse indicador para grupos específicos, selecionando um critério de diferenciação entre eles (gênero ou classes sociais, por exemplo), considerando-os como países (PAIXÃO, 2000). Essa se apresenta como uma alternativa para aplicação em diferentes populações, mantendo ainda a característica objetiva de análise.

Todavia, embora seja possível adaptar esse instrumento para grupos específicos, essa alternativa, assim como toda espécie de análise objetiva, mantém o caráter de comparação entre populações, desconsiderando as especificidades étnicas e culturais.

Outro exemplo desses indicadores é o Índice Paulista de Responsabilidade Social (IPRS), formulado por profissionais da Fundação Sistema Estadual de Análise de Dados (SEADE), que busca uma análise socioeconômica geral sobre grupos, porém, agregando campos menores que o nacional, tornando o índice mais específico. Esse índice

"assenta-se em três grupos categoriais — riqueza municipal, longevidade e escolaridade — tendo sido aplicado em 645 cidades paulistas com resultados considerados bem-sucedidos" (GONÇALVES e VILARTA, 2004, p. 12).

Esses tipos de indicadores, por se aterem a determinadas populações, na maioria das vezes países ou Estados oficiais, estabelecem dados generalizantes referentes às condições de vida dos sujeitos (que interferirão diretamente na qualidade de vida dos mesmos), configurando um perfil socioeconômico de determinado grupo de análise. Por razão de o termo e a percepção de qualidade de vida não serem objetos bem definidos no senso comum, e por constituírem uma forma de propaganda mercadológica e política, a utilização desse tipo de índice pelos governos é prática constante, visando divulgar as benfeitorias de seus mandatos. Paixão (2000) cita o episódio de mudança dos critérios para cálculo das variáveis econômicas do IDH durante o governo do ex-presidente do Brasil Fernando Henrique Cardoso. Nessa ocasião, o país, que tinha um índice que o classificava na faixa dos países de IDH elevado, com tal Qualidade de Vida mudança, passou a ocupar o nível médio, com IDH igual ao do vizinho Peru. O governo brasileiro do período questionou tais mudanças, visto que utilizava o índice como forma de propaganda política e dado confirmador de ações socioeconômicas positivas.

Essa esfera de percepção (objetiva) lida com uma interpretação da qualidade de vida a partir das condições sociais dos grupos em questão. Tais determinantes são geradas como dados generalizantes, que englobam os diferentes sujeitos numa mesma condição.

Após adotar as definições deste termo, apresentadas no titulo *"Qualidade de vida: discussões contemporâneas"* deste trabalho, uma classificação da qualidade de vida desvinculada das percepções individuais parece um tanto quanto equivocada. Mas não é; as análises objetivas produzem uma grande colaboração para intervenções nessa área, principalmente na saúde e na programação de ações sociais, direcionando pontos carentes de melhorias na vida do grupo em questão.

Por outro lado, embora seja útil do ponto de vista de melhorias de serviços à população, essa abordagem objetiva não comporta toda a complexidade que abrange o termo qualidade de vida. É preciso uma compreensão especifica sobre esses instrumentos e esfera de percepção para localizar seu papel e função nessa área de conhecimento.

Portanto, a compreensão acerca da esfera objetiva de percepção, assim como seus instrumentos indicadores, se faz importante em dois aspectos: 1. Como instrumento de avaliação das condições de vida das populações, indicando campos de carência de serviços ou de assistência; 2. Como base para caracterização dos grupos em relação aos ambientes socioeconômicos em que estão inseridos. Considerando que a percepção de qualidade de vida do ser humano é vinculada tanto às suas subjetividades, quanto às suas possibilidades de realização em sua vida, essa esfera de percepção se caracteriza como um primeiro passo para o entendimento desse campo de conhecimento.

PERCEPÇÕES SUBJETIVAS DE QUALIDADE DE VIDA:

Essa esfera de percepção lida, numa primeira instância, com as ações individuais perante a própria vida do sujeito. Engloba desde suas opções por práticas, como a expectativa e a percepção de seus níveis de qualidade de vida.

Segundo Gonçalves (2004), a esfera subjetiva de compreensão de qualidade de vida diz respeito ao estilo de vida do sujeito, que se caracteriza como os hábitos aprendidos e adotados durante toda a vida, relacionados com a realidade familiar, ambiental e social. São ações que refletem as atitudes, os valores e as oportunidades na vida das pessoas, em que devem ser considerados elementos concorrentes ao bem-estar pessoal, controle do estresse, a nutrição equilibrada, a atividade física regular, os cuidados preventivos com a saúde e o cultivo de relacionamentos sociais.

Minayo (2000) tratam a esfera subjetiva de percepção com valores não materiais como amor, felicidade, solidariedade, inserção social, realização pessoal e felicidade. Logo, como se trata de uma perspectiva subjetiva de ações, é sempre necessário considerar as infinitas possibilidades individuais de percepção, conceituação e valorização dessas variáveis imensuráveis objetivamente, como, por exemplo, o sentimento de prazer em diferentes situações do cotidiano, que se expressa de formas distintas entre sujeitos. Isso se exemplifica na afirmação de Rosário (2002), de que a melhoria da qualidade de vida está atrelada à busca pela felicidade.

Percebe-se que a esfera subjetiva de percepção engloba sentimentos e juízos de valor dos indivíduos. Isso é atrelado à carga cultural do sujeito, ao ambiente e local em que ele vive e às condições de desenvolvimento possíveis para sua vida. Direciona desde sua forma de ação na sociedade, como os meios de percepção e julgamento de sua vida, sempre relativos às expectativas e ao entendimento de bem-estar de seu grupo. "A subjetividade sobre o conceito de qualidade de vida diz respeito também às diferentes fases da vida do sujeito, tendo um significado diferente em cada uma delas, para a mesma pessoa" (NAHAS, 2001, p. 5).

Cada sociedade estabelece culturalmente seu padrão de vida e isso direciona as formas de expectativa e níveis de satisfação dos indivíduos que a compõem (Minayo, 2000). Essa percepção exerce influência sobre o que é e o que não é uma boa qualidade de vida. O grau de satisfação dos sujeitos com suas realizações pessoais, assim como os bens materiais obtidos, variam de acordo com o padrão de sua sociedade, e, de forma mais profunda, com seus valores pessoais. Qualidade de Vida Os gostos e as expectativas dos indivíduos variam de acordo com sua classe social e os valores e significados atrelados a ela (BOURDIEU, 1983b). Essa perspectiva exerce influência direta tanto sobre o estilo, quanto a percepção individual da vida. Isso ocorre de acordo com as possibilidades de ação e de adoção de estilos de vida saudáveis por parte dos indivíduos, determinadas pelas variáveis socioeconômicas de seu grupo social.

Além das diferenciações por classes sociais identificáveis numa mesma sociedade, existem também diferenças culturais entre grupos sociais, separados pela história ou por origens étnicas. Essa multiculturalidade expressa um fator dificultante perante a concepção do termo qualidade de vida e, principalmente, sobre instrumentos de quantificação, devido à relatividade de compreensão e a expectativa sobre o que é um bom nível de vida.

Os indicadores ligados a uma esfera objetiva de percepção têm maior facilidade em lidar com essas variações culturais, pois jogam com elementos concretos e de aquisição material, pautados numa lógica e cultura hegemônico-ocidentais. Como essa forma de análise respeita tendências ligadas às classes dominantes e seus patamares de bem-estar, também apresenta um critério sobre uma boa qualidade de vida. Dessa forma, a questão da multiculturalidade não se coloca como um problema para coleta de dados em análises objetivas, mas, por outro lado, coloca suas conclusões em dúvida, justamente por ignorarem as diversidades.

É nesse sentido que os indicadores ligados a uma esfera subjetiva de percepção atuam. Esse tipo de análise, por se caracterizar pela coleta de dados relativa à percepção individual dos sujeitos e estar voltada à sua satisfação frente às expectativas próprias, busca o desenvolvimento de perfis relativos à qualidade de vida que consideram a pluralidade cultural da sociedade contemporânea e de sociedades de outros períodos históricos.

"Os [indicadores] de natureza subjetiva respondem a como as pessoas sentem ou o que pensam das suas vidas,

ou como percebem o valor dos componentes materiais reconhecidos como base social da qualidade de vida" (Minayo, 2000, p. 17).

Esses indicadores atendem à premissa de que só é possível falar em qualidade de vida a partir da análise da percepção individual dos sujeitos sobre a própria vida. O simples questionamento pessoal pode se mostrar um critério vago, visto que depende de inúmeras variáveis que compõem a complexidade humana no momento das respostas. Logo, esses instrumentos indicadores buscam avaliar tanto questões individuais de percepção quanto a presença de bens materiais na vida dos sujeitos, sendo que informados pelo indivíduo e não por órgãos generalizantes, como na forma objetiva de análise.

Como exemplos desses indicadores, pode-se utilizar o Índice de qualidade de vida (QUALIDADE DE VIDA), criado pelo jornal A Folha de São Paulo, e o WHOQOL-100, desenvolvido pela Organização Mundial de Saúde (OMS).

O primeiro *"inclui um conjunto de nove fatores (trabalho, segurança, moradia, transporte, serviços de saúde, dinheiro, estudo, qualidade do ar e lazer)"* (Minado, 2000, p. 15). Esses elementos são analisados a partir do ponto de vista da população, que é dividida por faixa de renda, escolaridade, categoria social, sexo e faixa etária. A pergunta chave é o grau de satisfação dos sujeitos, classificando em satisfatório, insatisfatório e péssimo, em um intervalo de 0 a 10.

Nota-se, nesse primeiro exemplo, que embora sejam avaliados alguns elementos ligados a bens materiais como moradia, transporte, dinheiro, o que se analisa nessa perspectiva não é a existência ou não desses fatores, muito menos se estabelece uma quantificação sobre eles.

O processo se faz sobre a percepção individual dos sujeitos em relação a sua condição de vida. Esse exemplo expressa a diferença conceitual entre instrumentos indicadores objetivos e subjetivos; o primeiro busca elementos relacionados a índices quantitativos gerais da população, enquanto o segundo busca a percepção da população frente aos itens selecionados.

Outro exemplo é o questionário WHOQOL-100, desenvolvido pela Organização Mundial de Saúde. Ele busca uma avaliação conceitual sobre aspectos do estado funcional, de bem-estar e da condição geral de saúde dos sujeitos (GONÇALVES e VILARTA, 2004). Esse instrumento parte da premissa de que qualidade de vida é uma construção subjetiva, multidimensional e composta por elementos positivos (mobilidade) e negativos (dor) (Minayo, 2000). Foi desenvolvido por órgãos de saúde de diversos países, buscando se adequar à transculturalidade do planeta (FLECK, 2000). Esse processo se deu em dois passos: o primeiro, Qualidade de Vida de desenvolvimento das questões, e o segundo, de tradução, visando adaptar o instrumento aos termos culturalmente equivalentes de cada idioma.

O WHOQOL-100 é composto por cem perguntas referentes a seis domínios: físico, psicológico, nível de independência, relações sociais, meio ambiente e espiritualidade/religiosidade/crenças pessoais. Esses domínios são divididos em 24 facetas, compostas por quatro perguntas cada. Além disso, existe uma 25ª faceta, com questões gerais sobre qualidade de vida (FLECK, 2000):

DOMÍNIO 1 DOMÍNIO FÍSICO	DOMÍNIO 4 RELAÇÕES SOCIAIS
1. Dor / 2. Energia e fadiga / 3. Sono e repouso.	13. Relações pessoais / 14. Suporte (apoio) social / 15. Atividade sexual.

DOMÍNIO 2 DOMÍNIO PSICOLÓGICO	DOMÍNIO 5 MEIO AMBIENTE
4. Sentimentos positivos / 5. Pensar, aprender, memória e concentração / 6. Autoestima / 7. Imagem corporal e aparência / 8. Sentimentos negativos.	16. Segurança física e proteção / 17. Ambiente do lar / 18. Recursos financeiros / 19. Cuidados de saúde e sociais: disponibilidade e qualidade / 20. Oportunidades de adquirir novas informações e habilidades / 21. Participação em e oportunidades de recreação e lazer / 22. Ambiente físico: (poluição, ruído, trânsito, clima) / 23. Transporte.
DOMÍNIO 3 NÍVEL DE INDEPENDÊNCIA	DOMÍNIO 6 ASPECTOS ESPIRITUAIS, RELIGIÃO, CRENÇAS PESSOAIS
9. Mobilidade / 10. Atividades da vida cotidiana / 11. Dependência de medicação ou de tratamentos / 12. Capacidade para o trabalho.	24. Espiritualidade / religiosidade / crenças pessoais.

QUADRO 1: Domínios e facetas do WHOQOL-100, DOMÍNIOS E FACETAS DO WHOQOL-100. (FLECK, 2000, p.35).

O WHOQOL-100 tem escalas de respostas referentes a quatro tipos básicos de questões: intensidade, capacidade, frequência e avaliação (FLECK et al. 1999). Também existe uma versão simplificada desse instrumento, o WHOQOL-Brief, composto por 26 questões, sendo duas gerais sobre qualidade de vida e uma por cada faceta da versão em maior escala.

Embora se constitua numa esfera própria de percepção, o olhar subjetivo se caracteriza como a interpretação dos sujeitos de sua realidade histórica, social, econômica e de saúde. Por isso, é relativa a cada indivíduo e sua carga cultural, porém, deriva das relações do homem com os bens materiais que exercem interferência sobre sua vida. Logo, essa perspectiva subjetiva é válida e interessante para a discussão sobre qualidade de vida se atrelada a análises concretas e objetivas das condições de vida das populações.

É sobre essa relação que trata o próximo item desse texto, refletindo sobre as influências socioeconômicas perante a qualidade de vida dos sujeitos e suas possibilidades de ação individuais frente às decisões relativas à própria vida.

ESTILO, MODO E CONDIÇÃO DE VIDA COMO CONSTITUINTES DA QUALIDADE DE VIDA. AS RELAÇÕES ENTRE AS ESFERAS OBJETIVAS E SUBJETIVAS DE PERCEPÇÃO: Por se tratar de um campo de conhecimento multidisciplinar, o estudo em qualidade de vida engloba diversos modos e conceitos científicos, assim como inúmeras linhas de abordagem. Isso, atrelado ao tratamento do senso comum e mercadológico, faz com que diferentes autores ou sujeitos, fora das margens científicas, abordem esse tema sob perspectivas diferentes, e, mesmo que involuntariamente, utilizem ou não conceitos ou esferas de entendimento diversas. Portanto, a diferenciação entre padrões de entendimento e percepção se faz necessária para nortear as análises e organizar os conteúdos e abordagens. Isso não pode ser confundido com um paradigma determinista e reducionista. O fato de existirem percepções mais voltadas à análise subjetiva e outras ligadas à objetiva são tendências que se complementam e, associadas, configuram o atual campo de conhecimento em qualidade de vida.

É preciso salientar que as esferas de percepção sobre qualidade de vida (objetiva e subjetiva) têm suas fronteiras muito tênues. Observa-se que autores que adotam definições sobre este termo tendendo a adotar uma dessas formas de compreensão, por vezes, ainda utilizam conceitos e princípios de outra. Isso não se caracteriza por um equívoco metodológico. O fato é que lidar com qualidade de vida implica em considerar inúmeras variáveis que a compõem e as relações entre elas.

Isso justifica o fato de que, em alguns momentos, ao procurar ater-se a uma das esferas, existe uma certa dificuldade em não utilizar elementos de outra. Dessa forma, as relações entre uma esfera objetiva (melhor expressa pela análise de indicadores sobre as condições de vida) e subjetiva (ações próprias do estilo de vida do sujeito) são inevitáveis, pois exercem influência mútua.

Uma explicação para esse fato se dá no conceito de Qualidade Ambiental, que se constitui pelos juízos de valor relacionados ao estado ou condições do ambiente (BARBOSA, 1998). Essa perspectiva lida com as influências do ambiente sobre a qualidade de vida dos sujeitos. Esse universo pode se expressar tanto física como socialmente. Independente dessa diferenciação, o meio em que se coloca o indivíduo delimita suas possibilidades de desejo, necessidade e realização.

Busca-se, então, uma reflexão sobre essa relação. Os hábitos e as formas de se comportar dos sujeitos dependem de sua posição na hierarquia social. Ou seja, o consumo simbólico define a diferença entre estruturas sociais distintas, não através da quantidade de bens de determinada classe, mas na forma como o grupo consome e utiliza esses bens (BOURDIEU, 1992). Para adquirir as características simbólicas de determinado grupo, o indivíduo precisa ter um estilo de vida que permita tal realização.

A diferenciação entre estruturas sociais diferentes exprime a relatividade entre as diversas expectativas e possibilidades de realização em relação ao bem-estar e conforto numa sociedade. As classes sociais têm gostos e preferências diferentes entre si e o estilo de vida seria uma forma de expressão construída por vivências histórico-culturais do sujeito, que exercem influência sobre seus hábitos (BOURDIEU, 1983b). Segundo o mesmo autor, os gostos de liberdade (o que o sujeito escolhe para sua vida para saciedade de prazer) só têm lógica se os gostos de necessidade (realizações para garantia da sobrevivência) forem garantidos.

Segundo Freitas (2005), através de pesquisa empírica, é possível perceber diferenças entre a percepção, o sentido e o significado que diferentes classes dão aos mesmos fenômenos. Essa autora dá o exemplo do futebol que, ainda que seja um fator de aproximação social e que produz excitação em todas as esferas sociais, se expressa com significados diferentes entre elas, e se caracteriza como uma forma de encobrir problemas sociais; é uma opção de trabalho para classes menos privilegiadas e apenas lazer e distração para classes mais privilegiadas.

Estilo de vida é o conjunto de ações habituais que refletem as atitudes, os valores e as oportunidades na vida dos sujeitos (NAHAS, 2001). Acrescentando a contribuição de Bourdieu (1983b) a essa afirmação, pode-se compreender que se trata das ações individuais que refletem os hábitos e a carga cultural do sujeito e que interferem diretamente em sua vida. Essas ações são permeadas pela possibilidade de escolha do indivíduo e de adoção ou não de práticas no seu cotidiano.

Porém, considerando a ocorrência de diferentes formas de consumo simbólico e material entre as diferentes estruturas sociais, as oportunidades de escolha não se apresentam da mesma forma para todos. Elas dependem das chances de ação em sua vida, geradas pelas condições econômicas, de subsistência, saneamento, entre outras. Alguém que tenha um orçamento e condições de subsistência melhores do que outra pessoa terá maiores possibilidades de escolhas em relação às práticas adotadas em seu estilo de vida. Essas possibilidades são criadas de acordo com a condição e o modo de vida do indivíduo (VILARTA e GONÇALVES, 2004), que permitirão que ele possa fazer escolhas que direcionem seu estilo de vida.

Gonçalves (2004) define modo de vida como a garantia das necessidades de subsistência do indivíduo, através de sua condição econômica e, em parte, por políticas públicas; e condições de vida como os determinantes político-organizacionais da sociedade como um todo, que norteiam a relação entre os grupos de sujeitos e as variantes de saneamento, transporte, habitação, alimentação, educação, cuidados à saúde, entre outros.

A definição dos níveis de qualidade de vida dos sujeitos passa pela interação entre esses três aspectos, sendo as práticas pessoais (estilo de vida) com maior influência direta, porém, possibilitadas pelas determinantes socioeconômicas (modo e condição de vida).

A adoção de um estilo de vida tido como saudável é tomada, na sociedade contemporânea, como um fator determinante perante a situação de saúde e de vida dos sujeitos. Porém, muitas vezes isso não ocorre, não por falta de vontade do sujeito, mas pela ausência de condições socioeconômicas favoráveis. Hábitos como uma nutrição adequada, horas de descanso, visitas periódicas e profiláticas ao médico, e prática frequente de atividade física, nem sempre são possíveis para todos os indivíduos, devido a modos e condições de vida que não possibilitam tais ações.

O uso do termo estilo de vida é muito comum e se faz de grande importância quando são focadas questões relativas a qualidade de vida, pois essa grande área diz respeito ao padrão de vida que a própria sociedade define e se mobiliza para conquistar, e ao conjunto de políticas públicas que induzem e norteiam o desenvolvimento humano (MINAYO et al., 2000).

Segundo os mesmo autores, em sociedades estratificadas a ideia de bem-estar vem de padrões e parâmetros das classes superiores, que, detentoras do capital e do acesso a inovações tecnológicas, estabelecem as possibilidades de melhoria dessa variável de percepção, estipulando, histórica e culturalmente, ações e bens de consumo que levam a uma percepção positiva sobre a vida ou o que é considerado como um bom nível de qualidade de vida.

A sociedade contemporânea define e cria padrões de vida a serem seguidos, seja de forma consciente ou inconsciente. Isso se dá através de processos de renovação e transmissão cultural que se incorporam na percepção e expectativa dos sujeitos perante a própria vida. Além disso, a preocupação com a qualidade de vida é uma questão que não diz respeito somente ao ser individual, mas sim à sociedade como um todo, pois remete a condições de sobrevivência e de conforto de todos os sujeitos. Por isso, é uma questão social que engloba ações de diferentes esferas, desde o Estado até a adoção de práticas saudáveis pelo indivíduo. Porém, o direcionamento dado à utilização desse conceito ocorre de acordo com interesses específicos, carregados de significados e intenções.

Gutierrez (2004) atenta para o risco de analisar a qualidade de vida de forma despolitizada, desconsiderando influências do Estado, do mercado ou adotando visões reducionistas sobre o tema. É possível observar que o uso desse termo, devido sua grande abrangência e possibilidades de ação (pois é um campo multidisciplinar) é feito, muitas vezes, de forma a atender demandas de mercado e direcionar interesses políticos. Isso ocorre tanto na promoção de produtos, quanto em promessas eleitoreiras. Nota-se que esse direcionamento estabelece uma característica reducionista ao campo, como se o consumo de determinados bens, ou a mudança de setores específicos da sociedade estabelecessem uma melhoria definitiva sobre a qualidade de vida dos indivíduos.

Nesse processo, o Estado diminui sua responsabilidade sobre a oferta de condições para a melhoria da qualidade de vida dos sujeitos através de serviços de saúde, educação, transporte, acesso à alimentação, moradia, saneamento, pois, para que isso ocorra, é preciso que as condições de vida possibilitem melhorias no modo de vida e, consequentemente, a adoção de estilos de vida mais saudáveis.

Segundo Gonçalves (2004), a lógica capitalista, caracterizada pelo democratismo das ações individuais, promove a ideia de que a saúde e a qualidade de vida melhoram diretamente a partir da adoção de estilos de vida saudáveis, e isso se torna uma estratégia para controle social. Isso ocorre porque nem sempre são criadas condições que possibilitam aos sujeitos a adoção de hábitos saudáveis. Difunde-se a ideia de que, para melhorar a vida, algumas práticas devem ser incorporadas, como se isso dependesse exclusivamente da vontade do sujeito.

Nota-se um empenho dos meios de comunicação para transmissão dessa forma de pensamento, e uma certa omissão dos órgãos de poder, pois através da divulgação da necessidade primária de estilos de vida saudáveis, a maior responsabilidade pela melhoria da qualidade de vida individual passa a ser do próprio sujeito. Isso é fortalecido pelo mercado, que oferece produtos que interferem nessa mudança de hábitos, prometendo a esperada melhoria da qualidade de vida.

Esse controle social se expressa na responsabilização do sujeito pelos seus níveis de qualidade de vida, processo denominado por Gonçalves (2004, p. 21) como culpabilização da vítima. Dessa forma, o papel dos órgãos de poder muda num sentido de não proporcionar reais melhoras nas condições de vida, mas de divulgar formas de ação individuais que venham a colaborar para a adoção de estilos de vida saudáveis. Por exemplo, em vez de proporcionar uma política de trabalho que possibilite ao sujeito dedicar algumas horas de seu dia à atividade física, simplesmente é fortalecida a necessidade dessa prática, deixando a cargo do indivíduo as formas de realização.

O mesmo ocorre no ambiente profissional privado. Em vez da empresa criar alternativas para diminuir a ansiedade e a insatisfação do empregado com seu trabalho, ela simplesmente realiza campanhas antitabagismo ou antialcoolismo, desconsiderando as razões sociais que causam esses *"vícios"* e que podem estar ligadas, inclusive, à própria vida profissional do funcionário (FREITAS, 2006).

Logo, existe um limite de responsabilização do sujeito frente a seus níveis de qualidade de vida, devido às possibilidades de escolha de hábitos e estilos de vida. Porém, a amplitude de escolhas deriva das condições que o ambiente oferece ao sujeito, desde opções de consumo, até noções de necessidades e desejos, visto que tudo isso deriva da sociedade.

O que é necessário para uma boa vida é estabelecido, num primeiro momento, pelo ambiente físico-social, e, posteriormente, pelas escolhas do sujeito para sua própria vida. A partir desse ponto, o que ele consegue ou não realizar é decorrente das oportunidades disponíveis e também de seu esforço frente às oportunidades que sua condição de vida oferece.

Uma boa percepção de qualidade de vida dependerá das possibilidades que tenham as pessoas de satisfazer adequadamente suas necessidades fundamentais. Isso se liga à capacidade de realização individual, que é dependente das oportunidades reais de ação do ator social. Ou seja, uma boa ou má percepção sobre a vida é relativa à qualidade do ambiente em que se encontra o sujeito, ao oferecimento de condições de realização e de satisfação das necessidades básicas que a própria sociedade estipula como essenciais, e que o interessado toma e deseja, ou não, como verdade para sua própria vida.

Os desejos manifestam a relação psicológico-emocional e subjetiva com as necessidades e as carências. Descrevem um tipo de necessidade que a sociedade atribui aos seus membros em geral, e que o sujeito adota como indispensáveis (BARBOSA, 1998).

A esfera subjetiva de percepção considera a ideia de felicidade e satisfação dos desejos. Um indivíduo se considera com boa qualidade de vida se consegue realizar as aspirações criadas por sua sociedade e por suas escolhas frente às possibilidades que o universo social lhe oferece. Ou seja, as possibilidades de consumo e escolha que são estipuladas objetivamente pelo meio social.

Portanto, a percepção de níveis de qualidade de vida toma-se como algo amplo, que não pode ser estipulado somente com análises globalizantes. Indicadores objetivos têm funções de traçar perfis de grupos sociais, úteis para intervenções em populações, porém, não expressam a percepção e situação individual frente às próprias vidas dos atores sociais.

De fato, uma boa ou má qualidade de vida depende da percepção que o sujeito toma para seu existir biológico e social, sendo dependente de suas ações e do ambiente que o cerca. Segundo Barbosa (1998), essa noção deve ser analisada a partir da percepção que os sujeitos possuem do seu viver, associada às transformações ambientais e às necessidades básicas sentidas.

A condição de qualidade de vida está intimamente, mas não integralmente, ligada à área da saúde. As intervenções nesse campo se dão, numa primeira e importante instância, em alterações e melhorias do estilo de vida das pessoas (Minayo, 2000). Por isso ocorre esse processo de culpabilização da vítima, pois a transmissão de responsabilidade pelas condições de saúde, das políticas públicas para a ação individual do sujeito, se faz vantajosa para os órgãos de poder, que além de se omitirem de melhorar as condições de vida, agem de forma economicamente mais interessante em outros setores.

Para analisar os níveis de qualidade de vida de grupos ou sujeitos é preciso, sempre, considerar as variáveis de condição, modo e estilo de vida que o cercam. O quadro gerado por essas perspectivas irá estabelecer a forma de vida do sujeito.

Portanto, é necessário um olhar crítico em relação às abordagens referentes à qualidade de vida, que se apoiam única e exclusivamente na adoção de hábitos saudáveis (vide reportagem citada no item 2.1 deste trabalho). Essa perspectiva reducionista direciona a responsabilidade por tais condições de forma tendenciosa e vantajosa para os órgãos de poder e, principalmente, para o mercado, que se nutre desse filão, por exemplo, com a venda de possibilidades e produtos vinculados à prática periódica de atividade física.

QUALIDADE DE VIDA, SAÚDE E ATIVIDADE FÍSICA:

Independentemente da concepção adotada, do instrumento indicador utilizado ou do conceito adotado sobre qualidade de vida, existe uma íntima relação entre este campo de conhecimento, a área da saúde e a prática de atividade física. Embora haja certa prevalência, principalmente nos instrumentos indicadores, de uma abordagem de saúde mais próxima da área médica (GARCIA, 2002), a abrangência desse elemento se apresenta de forma bem ampla, relacionada a aspectos físicos, emocionais, de relacionamentos, ligada ao bem-estar. De toda forma, essa relação se apresenta como o primeiro referencial de percepção.

Para uma análise mais específica sobre essa relação, a saúde é definida como *"um estado de amplo bem-estar físico, mental e social, e não somente a ausência de doenças e enfermidades"* (Organização Mundial de Saúde, 2006). Compreendida dessa forma, é um processo instável, sujeito a mudanças rápidas e fortemente influenciado por ações do sujeito e do ambiente. Não apenas um estado físico puro e objetivo, que apresenta funções orgânicas intactas, mas uma dimensão subjetiva, individual, psíquica, mental e social (WEINECK, 2003).

A relação entre saúde e qualidade de vida depende da cultura da sociedade em que está inserido o sujeito, além de ações pessoais (esfera subjetiva) e programas públicos ligados à melhoria da condição de vida da população (esfera objetiva). O estado de saúde é um indicador das possibilidades de ação do sujeito em seu grupo, se apresentando como um facilitador para a percepção de um bem-estar positivo ou negativo. É influenciado pelo ambiente, pelo estilo de vida, pela biologia humana e pela organização do sistema de atenção à saúde em que o sujeito está inserido.

A noção de saúde se coloca como uma resultante social da construção coletiva dos padrões de conforto e tolerância que determinada sociedade estabelece (Minayo, 2000). As necessidades de saúde, como uma das vertentes da qualidade de vida, não podem ser separadas dos movimentos sociais urbanos e nem da dimensão da cidadania (BARBOSA, 1998).

A relação entre a saúde e a qualidade de vida compõe-se dos seguintes elementos (VILARTA e GONÇALVES, 2004, p. 42):

Domínios funcionais: Função física; Função cognitiva; Envolvimento com as atividades da vida; Avaliação de saúde subjetiva.

Domínios do bem-estar: Bem-estar corporal; bem-estar emocional; Autoconceito; Percepção global de bem-estar.

Devido a essas características, o estado de saúde de um sujeito sofre influências de inúmeras variantes, desde a subjetividade e a relatividade do conceito e dos limites aceitos em determinada sociedade, até elementos físicos, sociais, ecológicos, de hábitos pessoais, entre outros. Por isso, os estados de saúde e doença de um indivíduo não podem ser atrelados a somente uma forma de influência (por exemplo, alimentação), pois se configuram por uma interligação contínua, que depende tanto das ações individuais quanto das políticas públicas (SEIDL e ZANNON, 2004).

Pela relação e semelhança quanto aos processos de percepção de saúde e qualidade de vida (ambos ligados a aspectos objetivos e subjetivos de percepção), a análise do primeiro conceito pode ocorrer da mesma forma que a do segundo. Inicialmente, será estabelecida uma associação entre aspectos objetivos e saúde, através de políticas públicas e questões de nível socioeconômico, e, num segundo momento, a atenção será direcionada às questões ligadas aos hábitos individuais e ao estilo de vida dos sujeitos.

Conforme já abordado nesse trabalho no item 1.4, a qualidade de vida tem íntima ligação com os aspectos socioeconômicos de determinada população, que configuram a condição de vida dos sujeitos dela integrantes. Existe uma relação direta entre essas variáveis e as condições de saúde, expressada e comprovada por instrumentos e indicadores objetivos (GONÇALVES e VILARTA, 2004).

Tais condições são determinadas pelas possibilidades de acesso aos cuidados à saúde que são disponibilizados à população. Deslandes (2004) cita duas abordagens político-organizacionais referentes à organização desses serviços: prevenção em saúde e promoção da saúde. A primeira diz respeito ao incentivo da associação direta e predominante entre os hábitos do sujeito e sua condição de saúde. Essa linha de intervenção se apoia numa concepção de responsabilização do sujeito pelo seu estado de saúde (responsabilização da vítima), pois se aplica em um modelo médico hegemônico, centrado no atendimento de doentes e na divulgação de hábitos positivos à manutenção de bons níveis de saúde. Apresenta limites para uma atenção comprometida com a efetividade, a equidade e as necessidades prioritárias, ainda que possa proporcionar uma assistência de qualidade em determinadas situações.

A segunda surge primeiramente na Conferência de Ottawa, em 1986[1], pela iniciativa da responsabilização múltipla, que uniria esforços voltados à promoção da saúde advindos do Estado (por meio de políticas públicas saudáveis), da comunidade, de indivíduos, do sistema de saúde e de parcerias intersetoriais (BUSS, 2000). A partir desse período, são valorizados na promoção da

---

[1] 1ª Conferência Internacional sobre Promoção da Saúde, 1986, Ottawa, Canadá.

saúde (DESLANDES, 2004, p. 02): políticas públicas saudáveis, fortalecimento dos recursos de saúde comunitários, ambientes favoráveis à saúde, desenvolvimento de habilidades pessoais, redefinição dos serviços de saúde.

Esse modelo lida com a ideia de totalidade, definindo saúde como uma questão social ampliada, além de incorporar a ação individual. Na ideia de promoção da saúde, um estilo de vida tido como positivo é importante, assim como a prática de atividades físicas e esportivas. Porém, isso é uma parte do processo de integração entre vários fatores, e não a única solução.

Essas abordagens representam a organização da atenção à saúde da população, estabelecendo processos e possibilidades de acesso a esses cuidados. São responsabilidades do Estado, assim como a preocupação de proporcionar possibilidades de acesso a bens de consumo tidos como indispensáveis na sociedade contemporânea: educação, transporte, moradia, alimentação, saneamento básico, e, claro, cuidado à saúde clínica. As probabilidades de alcance e consumo desses elementos por parte dos sujeitos implicam as possibilidades de que se adotem diferentes formas de estilos de vida, buscando os padrões saudáveis de sua sociedade, devido à associação e à dependência de realização desses hábitos aos aspectos socioeconômicos do ambiente.

Em relação aos hábitos individuais e estilos de vida dos sujeitos, a esfera subjetiva de cuidados à saúde diz respeito ao impacto dos costumes cotidianos do indivíduo perante sua vida. Entre os comportamentos considerados saudáveis na sociedade contemporânea, Vilarta e Gonçalves (2004, p. 47) destacam:

Adotar hábitos alimentares que respeitem as necessidades biológicas de regularidade de ingestão de nutrientes (distribuir a quantidade total de alimentos ingeridos em várias refeições ao longo do dia); Respeitar as necessidades específicas de nutrientes para cada etapa da vida (considerar as demandas por vitaminas, minerais, água, carboidratos, lipídeos, ou proteínas de acordo com o estado fisiológico, por exemplo, adolescentes, gestantes, atletas e crianças); Praticar atividade física apropriada à própria condição fisiológica e com regularidade;

Controlar o estresse físico e emocional com técnicas específicas às expectativas e os objetivos de cada pessoa;

Envolver-se em ações comunitárias estabelecendo laços de apoio e convívio familiar e social;

Dedicar-se ao lazer não-sedentário, baseado em ações que envolvam atividade esportiva, hobbies ou trabalho voluntário.

Nota-se que, dentre as ações listadas, pode-se observar aspectos voltados à alimentação, aos relacionamentos sociais e às práticas sistemáticas de atividade física. Como o foco desse trabalho reside nas relações entre a prática esportiva e a qualidade de vida, faz-se de fundamental importância uma reflexão sobre o impacto desse tipo de atividade na percepção humana, assim como os aspectos sociais envolvidos nessa prática. Porém, não se pode ignorar o fato de que a adoção de hábitos saudáveis depende da atitude e da adequação do sujeito a uma rotina apropriada, desde que suas condições de vida proporcionem sua opção de escolha. Por exemplo, é utópico falar em prática periódica e frequente de atividade física sistematizada para um sujeito que mal consegue realizar três refeições diárias e não tem acesso a bons sistemas de atenção à saúde clínica. A adoção de um estilo de vida tido como saudável depende de acesso à informação, às oportunidades para prática de atividade física e aos hábitos positivos, ao apoio socioeconômico e à atitude para mudança de comportamento (NAHAS, 2001).

A atividade física é colocada na sociedade contemporânea como uma ponte segura para melhores situações de saúde. É uma função bastante ampla, atribuída a um único conceito, sintetizando a abrangência das inúmeras consequências do mesmo sobre o organismo humano. Porém, esse termo é utilizado de maneira generalizante, pois é possível que seja direcionado ao controle do estresse, assim como uma prática anti-sedentária, e também para fins estéticos ou de melhora de performance atlética (LOVISOLO, 2002).

Com o intuito de apresentar uma definição acerca do termo atividade física, apresenta-se três opções, sendo que duas apontam para um sentido semântico de qualquer prática corporal que gaste mais energia do que o estado de repouso (NAHAS, 2001 e CARVALHO, 2001), enquanto uma terceira estabelece a necessidade de racionalização e sistematização da prática (LOVISOLO, 2002).

O termo atividade física carrega toda e qualquer ação humana que comporte a ideia de trabalho como conceito físico. Realiza-se trabalho quando existe gasto de energia. Esse gasto ocorre quando o indivíduo se movimenta. Tudo que é movimento humano, desde fazer sexo até caminhar no parque, é atividade física (CARVALHO, 2001, p. 69).

"É uma característica humana que representa qualquer movimento corporal produzido pela musculatura esquelética, que resulte num gasto energético acima dos níveis de repouso. Inclui atividades da vida diária, do trabalho e do lazer" (NAHAS, 2001, p. 30).

> *"A atividade física refere-se a motivos e intenções de movimento ou conservação das capacidades físicas, e implica um plano de ações racionalizadas ou sistematizadas [...] controlada e corrigida por especialistas"* (LOVISOLO, 2002, p. 281).

Para esse trabalho, serão adotadas como significado de atividade física as duas primeiras definições, que expressam nesse termo o movimentar-se humano. Dessa forma, é possível que, ao abordar esse tipo de prática, sejam englobados desde a realização de trabalhos cotidianos, quanto de atividades planificadas, sistematizadas e a prática esportiva.

Essa opção se dá com o intuito de apontar a necessidade de, ao realizar reflexões sobre atividade física, especificar o tipo de prática a qual se faz menção, como por exemplo, atividade física moderada como prática anti-sedentária, ou atividade física ligada ao treinamento esportivo.

Por outro lado, embora adote uma concepção diferenciada de atividade física, as reflexões de Lovisolo (2002) denunciam a existência de mitos ou crenças ligadas à atividade física e saúde. Para a abordagem realizada sobre o trabalho desse autor, seu conceito de atividade física (mais específico do que os de Carvalho e Nahas) não se coloca como um empecilho ou como fator de incompatibilidade teórica, visto que essa conceituação se encaixa na esfera de abrangência da definição de atividade física adotada, pois se caracteriza como uma das possibilidades de entendimento sobre o termo em questão (atividade física de forma sistematizada).

Carvalho (2001) também denuncia a existência de um mito na sociedade contemporânea, que associa atividade física com saúde, promovido especialmente pelos meios de comunicação. Nesse contexto, a ideia de que atividade física está diretamente relacionada com uma boa saúde é literalmente vendida, segundo a autora, como uma prática generalizante e que cultua estereótipos de boa forma física e saúde. Essa ideia pode ser até comprovada por métodos científicos; porém, é preciso considerar esse elemento função coadjuvante nesse processo, pois, como já descrito nesse trabalho, a saúde é um complexo de vários componentes que interagem e exercem influência sobre o resultado final.

Faz-se necessária certa reflexão (LOVISOLO, 2002): Qualquer tipo de atividade física é benéfico para a manutenção da saúde? A mesma forma de atividade física serve tanto para diminuir o estresse quanto para proporcionar melhoria de performance atlética? A simples ausência de sedentarismo garante um bom quadro de saúde?

Inicialmente, torna-se necessário definir os limites e as fronteiras sobre sedentarismo. Nahas (2001) classifica que um sujeito sedentário é o que não produz gasto energético mínimo de 500 Kcal/semana, ou seja, que não pratica atividade física por 30 minutos, cinco vezes por semana. Essa definição, baseada em gasto energético ou periodicidade da prática, se faz um tanto quanto genérica, pois conforme o próprio autor salienta, ao adotar essa concepção é preciso não ignorar as ações corporais dos sujeitos em seu dia-a-dia, inclusive em momento de trabalho.

Ao considerar tais realizações, estabelece-se que qualquer forma de movimento corporal é benéfica para a saúde, desde que compreenda 30 minutos do dia do sujeito. Isso pode ser considerado um equívoco, pois existem diversas práticas de atividade física, desde caminhadas leves, até trabalhos com peso ou um treinamento intenso de um triatleta, com efeitos diversos sobre o organismo, assim como seu benefício ou malefício à saúde (LOVISOLO, 2002).

Ao levar em consideração a multiplicidade de formas de atividade física e suas consequências para o bem-estar do sujeito, para a manutenção ou melhoria dos quadros de saúde, é necessário que essa prática esteja adequada às condições e expectativas individuais, assim como ao local, aos processos e ao ambiente em que ocorre. Por isso, a concepção de anti-sedentarismo, que orienta para que o indivíduo se movimente independente da forma de atividade, aponta para um passo inicial para campanhas pró-atividade física, mas não é o trabalho suficiente.

O ideal, para um estilo de vida tido como saudável, seria a adoção de práticas de atividade física sistematizada, considerando toda a condição de vida e saúde do sujeito. Porém, como nem tudo acontece próximo do ideal, o que se observa é uma realidade pautada pelo acesso um tanto quanto restrito dessa forma de prática a algumas camadas da sociedade, devido a critérios socioeconômicos. Por isso, a questão do sedentarismo apresenta um quadro no qual a ideia de movimentar-se, independente da forma e processos adotados, tem certa validade e impacto positivo sobre a saúde dos sujeitos, incorporando, infelizmente, o sentimento de que é melhor isso do que nada.

Por outro lado, Lovisolo (2002) atenta para o fato de que classes socialmente privilegiadas também apresentam altos índices de sedentarismo, mesmo com a divulgação de que um estilo de vida saudável e as condições de saúde são diretamente dependentes da prática de atividade física. O autor aponta para uma tese ligada ao aumento do avanço tecnológico, que, por um lado, é benéfico à qualidade de vida dos sujeitos, facilitando a comunicação e tornando a vida mais ágil e segura, mas que privilegia a substituição do esforço humano pelo da máquina. Essa ideia é compartilhada por outros autores, que denunciam um menor uso da força humana no decorrer do tempo na sociedade contemporânea.

Avanços tecnológicos apresentam uma relação ambígua frente à prática cotidiana de atividade física na sociedade contemporânea. Podem tanto ser um fator de estímulo à inatividade (com inovações que facilitam atividades do dia-a-dia, demandando esforço físico, divulgação e criação de formas de consumo do lazer sedentário), como também a manutenção de um estilo de vida ativo para praticantes já engajados nesse hábito, com produtos ligados à melhoria de condições de prática.

Nesse aspecto, nota-se um filão de mercado que visa desde desenvolver produtos que melhorem as condições de prática (como isotônicos ou calçados apropriados), até artigos que criam novas atividades (bicicletas para ciclismo indoor). De toda forma, os avanços tecnológicos estabelecem aos consumidores praticantes algumas novas necessidades, como roupas com tecidos especiais ou materiais que prometem melhora de performance, que, se utilizados de forma adequada, e com consciência de que não é o produto que promove a prática, mas sim o sujeito, podem colaborar para manter o interesse e a inserção desse hábito presente no estilo de vida, o que pode ser favorável à qualidade de vida (MARQUES, 2007, p. 145).

A influência da tecnologia sobre os hábitos de atividade física é um dos inúmeros aspectos que inter-relaciona essa ação humana com qualidade de vida. A questão abordada numa reflexão acerca das relações entre saúde, atividade física e qualidade de vida não é de causalidade direta entre as partes, tida como consenso na sociedade contemporânea, mas a forma, a intensidade e o impacto com que se estabelece essa inter-relação. O foco da reflexão não é abordar se a atividade física colabora ou não com a melhoria dos quadros de saúde, mas que tipo de atividade, e em que contexto se faz positivo ou negativo esse processo.

Autores como Nahas (2001) e Lovisolo (2002) salientam diferenças entre formas de atividade física (exercício e atividade, práticas leves e intensas, treinamento e prática voltada ao bem-estar), que se fazem importantes devido aos diferentes impactos causados pelas variadas formas de práticas sobre o organismo e também sobre o convívio social dos sujeitos. Pode-se diferenciar as formas de atividade física como ligadas a momentos de trabalho e não-trabalho (CARVALHO, 2001). Essa proposta estabelece um parâmetro para compreensão desse termo, pois especifica que, embora em momentos diferentes, é possível a prática de atividade física. Por outro lado, abre a possibilidade de interpretação para um campo em que a prática tenha sentido profissional, como por exemplo, atletas de alto rendimento.

Nahas (2001, p. 33) chama atenção para uma variável que se relaciona com a prática de atividade física, a aptidão física, definida como *"a capacidade que um indivíduo tem para realizar atividade física. Deriva da hereditariedade, estado de saúde, alimentação e prática regular de exercícios físicos".* Pode estar relacionada à melhoria de performance, contribuindo para um bom desempenho em tarefas específicas, trabalho ou esporte; ou à saúde, lidando com prevenção de doenças e busca de maior disposição para atividades do dia-a-dia, exercendo influência sobre o bem-estar.

Pode-se diferenciar formas de atividade física de acordo com o sentido dado à prática, significado e motivação. Dessa forma, é possível elencar duas categorias que podem ocorrer tanto em momentos de trabalho como de não-trabalho do sujeito praticante, e acabam por influenciar a aptidão física do sujeito, de forma voluntária ou involuntária:

a. Atividade física ligada à incorporação ao estilo de vida: Práticas sem o intuito de alcançar os limites de alto rendimento físico do organismo, privilegiando o anti-sedentarismo, o prazer pela prática e a socialização. Podem ou não ser sistematizadas, embora não excluam o sentimento de esforço e cansaço.

b. Atividade física ligada ao treinamento e melhoria de performance atlética: Práticas que buscam estabelecer melhores patamares de limite de realização de performance atlética. Ocorrem (ou pelo menos deveriam ocorrer) de forma sistematizada, com controle da intensidade, buscando segurança e bem-estar do sujeito. Nessa categoria, são englobadas situações de treinamento esportivo, estético, com auxílio de controle das variáveis do treino e efeitos deste sobre o organismo.

Os diferentes tipos de atividade física apontados nessa divisão caracterizam uma heterogeneidade perante o sentido e os efeitos de sua prática, mas, de toda forma, lidam com a melhoria do bem-estar do sujeito.

Esse quadro fundamenta o risco de generalizar afirmações referentes à relação atividade física e saúde, pois, por exemplo, atividades voltadas à melhoria de performance, visando um trabalho físico próximo do patamar de limite de realização do sujeito, não se fazem interessantes para um indivíduo sedentário iniciante em atividade física, podendo até gerar um impacto negativo sobre sua saúde (NAHAS, 2001; WEINECK, 2003).

Portanto, ao relacionar atividade física e saúde é preciso considerar o contexto sujeito – aptidão física –, sentido – objetivos da prática, para que a atividade seja adequada às condições e intenções do praticante.

Com essa conclusão, é possível afirmar que existe uma relação muito íntima entre a prática constante de atividade física e a condição de saúde; porém, essa associação só se dá de forma positiva se ambas forem compatíveis entre si e com a realização prática do sujeito e seus objetivos, não esquecendo que a saúde é um todo complexo que engloba inúmeros fatores, dentre eles, a atividade física.

Nesse quadro, o profissional de Educação Física, esporte e da atividade física atua diretamente sobre o estilo de vida dos sujeitos, promovendo práticas saudáveis e periódicas de atividade física. Porém, existe a necessidade desse sujeito considerar as condições de vida dos indivíduos praticantes, promovendo práticas adequadas às suas possibilidades de acesso a bens materiais, e, sempre que possível, auxiliar na melhoria dessas variáveis (GONÇALVES, 2004).

Intervenções sobre a qualidade de vida de um sujeito ou de um grupo lidam com a melhoria do bem-estar e, principalmente, com a possibilidade de autonomia por parte do indivíduo (VILARTA e GONÇALVES, 2004). A proposta de atividade física como uma forma de melhoria do bem-estar e da qualidade de vida exige atenção do profissional tanto em relação ao seu impacto sobre a saúde clínica, quanto social e emocional, pois a autonomia pessoal é fruto de boa condição de saúde, relacionamentos pessoais e capacidade de realização prática das expectativas individuais.

Porém, o que se vincula na mídia é uma generalização deste tema, que se faz interessante para um mercado próprio sobre atividade física e saúde (CARVALHO, 2001). Isso justifica a análise realizada no item *"Qualidade de vida: discussões contemporâneas"* deste trabalho, que denuncia um reducionismo de cuidados com a qualidade de vida somente a ações individuais, e quando se trata de atividade física, à prática ligada simplesmente à movimentação genérica do corpo.

Esse mercado se aproveita de um padrão de vida sedentário presente na sociedade contemporânea e divulga o mito de que atividade física é uma solução salvadora e milagrosa para inúmeros males. Na verdade, se apresenta como um dos vários hábitos tidos como saudáveis e formadores de um estilo de vida positivo. O mercado que se cria a partir disso, lida com materiais para a prática, meios de divulgação de hábitos saudáveis ou eventos com esse fim, serviços técnicos de especialistas na área, produtos alimentícios que prometem melhoria de performance, entre outros.

Um dos filões desse mercado se expressa no esporte e na transformação desse fenômeno em produto. Isso ocorre principalmente na divulgação dos mitos esporte é saúde, esporte salva das drogas, entre outros, e na infinidade de produtos ligados a esse universo.

Um olhar crítico sobre essa ação midiática se faz interessante (CARVALHO, 2001), pois é necessário salientar uma relação complexa entre qualidade de vida, saúde e atividade física, que se expressa numa análise dos objetivos, possibilidades, condições de vida e de realização do sujeito, adequando a prática ao estilo de vida de forma crítica, consciente e positiva à saúde clínica, emocional e social.

Toda forma de atividade em que há troca de informação entre seres humanos está sujeita à transmissão de valores morais, que influenciarão na formação do sujeito e na sua perspectiva perante a própria vida. Uma forma de prática que exerce influência sobre a qualidade de vida dos sujeitos é o esporte, pois se trata de uma categoria de atividade física que pode promover alterações tanto nas condições e no modo (através de possibilidade de ascensão social), quanto no estilo de vida por meio da prática periódica.

O esporte contemporâneo apresenta uma característica mercadológica muito presente, que deve ser considerada de forma crítica e consciente pelos profissionais e educadores envolvidos com esse fenômeno. Por esse motivo, o próximo capítulo desse trabalho se destina a uma contextualização do esporte como fenômeno sociocultural que está presente na vida da sociedade contemporânea como um universo complexo que transmite valores através de suas práticas.

Como é um campo em processo de definição, é possível observar direcionamentos e definições distintas para qualidade de vida. Neste trabalho, será considerada como uma área complexa, que se pauta na multidisciplinariedade e circula tanto em esferas subjetivas quanto objetivas de percepção individual sobre a qualidade da própria vida. Essa complexidade pode ser observada, por exemplo, na definição da OMS para qualidade de vida, que contempla as concepções de subjetividade dos indivíduos e objetividade das condições materiais.

ÍNDICES DO IBGE: INSTRUMENTOS PARA ANÁLISE DOS INDICADORES E DAS POLÍTICAS PÚBLICAS: O primeiro indicador do IBGE de 2005 que trata da qualidade de vida é o percentual da População Economicamente Ativa (PEA) por ramo de atividade. Um dos grandes avanços da humanidade, segundo Almeida (1998), é a diminuição da mão de obra empregada na agricultura em favor dos empregos no setor industrial e de serviços. O autor considera ser este um dos fatores mais importantes do aumento geral do padrão de vida. O decréscimo do percentual de mão de obra empregada na agricultura é utilizado como um indicador de desenvolvimento agrícola, pois menos empregados rurais devem significar mais máquinas, aumento da produção e maior produtividade, e também maior desenvolvimento econômico, segundo uma visão de tipo desenvolvimentista.

Esse avanço deve ser confrontado com algumas outras questões, como: a) a expulsão de pessoas do campo por meios insidiosos parte do processo de concentração de terras para viabilizar a agroindústria ou a valorização pura e simples (grileiros); b) a diminuição da economia rural familiar e o êxodo rural, dificultando a vida destas pessoas na cidade, aumentando o número de excluídos e desempregados (falta de crédito para o pequeno agricultor); c) investimento em produtos da monocultura no mercado de commodities e redução dos produtos de primeira necessidade encarecendo-os, afetando principalmente o trabalhador de baixa renda (plantação de cana de açúcar).

Segundo o Relatório de Desenvolvimento Humano (2001) os índices do trabalho agrícola estão associados às condições de vida precárias, se comparados com a vida nas cidades: maior incidência de doenças infectocontagiosas, menor expectativa de vida, maior pobreza, pouco acesso a serviços etc. O deslocamento da PEA da agricultura para os serviços e a indústria segue trajetória idêntica ao deslocamento da população do campo para a cidade. Segundo dados do IBGE de 2005, em 1940, a mão de obra agrícola representava 66% de toda a PEA, hoje responde por apenas 26%. Esta mudança ocorreu com a incorporação da PEA pela indústria e pelo setor de serviços. A indústria, por seu turno, passou por um ponto de inflexão em 1980, quando ocorreu a mudança de uma indústria que empregava uma fatia cada vez maior da PEA, para uma indústria que emprega cada vez menos. O avanço tecnológico provavelmente não permitirá a reversão de tal tendência. O trabalho na indústria está sendo substituído pelo mundo dos serviços. Talvez, o maior desafio contemporâneo ao desenvolvimento brasileiro seja que o setor de serviço consiga alocar todo o contingente de trabalhadores que saem do campo, sem perspectivas e que não encontram formas de acesso ao mercado de trabalho formal, entre outros motivos por falta de qualificação profissional.

Para pensar a qualidade de vida de maneira ampla e não-fragmentada, é conveniente levar em conta que a maior mecanização no campo, sem uma política pública de readequação de mão de obra, ou mesmo políticas de manutenção de famílias de economia familiar, pode vir a gerar gargalos em outros índices da qualidade de vida, como concentração de renda. È conveniente considerar também que esses avanços seguem o desenvolvimento do capitalismo mundial, e não constituem, portanto, parte de uma política pública integrada entre os diversos setores. É possível perguntar aqui até que ponto os índices refletem uma melhoria efetiva na qualidade de vida como afirmou Almeida (1998), ou se eles apenas apontam um padrão da lógica evolutiva do próprio sistema (MANTEGA, 1995).

A taxa de analfabetismo é um indicador educacional. É consenso que ser ou não alfabetizado é fundamental para a qualidade de vida. A capacidade de ler e escrever dá acesso à informação, abre espaço em termos de oportunidade de emprego e possibilita uma integração social mais ampla. O analfabetismo diminuiu no Brasil do século XX em todas as suas grandes regiões. Em 1940, a taxa de analfabetismo atingia a casa dos 61%; no Plano Nacional de Desenvolvimento, de 1995, era de 16%. A diminuição ocorrida entre os censos de 1940 e 1980 é, por si só, bastante significativa: em 1980, o analfabetismo era de 35%, representando uma redução de quase 50% em 40 anos. Vale notar ainda que a tendência de queda é ininterrupta, e se aplica a todas as grandes regiões do Brasil. Há um aumento expressivo e consistente da alfabetização da população durante todo o século XX. Em 1900, apenas 34,7% das pessoas com 15 anos ou mais de idade eram alfabetizadas. No início deste século, esse indicador é de 80,0% (IBGE, 2005). Um aumento de pouco mais de 130%.

A questão que se coloca sobre esse índice é de qual analfabetismo estamos tratando e como são os alfabetizados. Pesquisas recentes divulgadas por jornais de grande circulação nacional como Folha de São Paulo, Estado de S. Paulo e O Globo, ilustram como estão sendo preparados os alunos de escolas públicas e particulares. O nível dos alunos caiu com relação aos anos anteriores; as pesquisas apontam a redução do analfabetismo no país sem especificar qualitativamente como são os alfabetizados. Se a ideia de alfabetização é dar acesso à informação e oportunidade de emprego, não se pode construir índice de qualidade de vida apoiado nesse tipo de alfabetização (analfabetismo funcional). Somente com análises da educação brasileira como um todo, como o Sistema Nacional de Avaliação do Ensino Básico, é possível apontarmos caminhos para a implementação de projetos que atinjam os objetivos de transformação social. Ao estabelecer parâmetros sem intermediação desses problemas de aplicação, ou uma melhor metodologia dos questionários, teremos uma falsa representação da realidade educacional brasileira. Porque, de um lado, temos a diminuição do analfabetismo, e, do outro, a menor qualificação dos alunos, principalmente da rede pública.

A taxa de matrícula no 2º grau tem melhorado de maneira ininterrupta de 1940 até os dias atuais. Em 1940, os matriculados no ensino secundário correspondiam a 6,2% da população entre 15 e 17 anos. Em 1960, essa taxa era de 18,1%, e, em 1991, em torno de 40% (IBGE, 2005). Mesmo se considerando que os dados disponíveis não incluem os cursos técnicos nem pedagógicos, não há dúvida que o ensino de 2º grau está longe de abarcar toda a sua clientela potencial. A questão da educação básica no Brasil é extremamente complexa, em que se cruzam fatores que vão desde a estrutura de carreira e salários de professores até a implantação de projetos pedagógicos, que não conseguiram atingir os objetivos propostos. Mesmo as avaliações qualitativas como, por exemplo, o ENEM, precisam ser analisadas com cuidado. Para efeito deste texto, basta destacar a relatividade de um índice absoluto como a taxa de analfabetismo para pensar a qualidade de vida da população.

A qualidade de vida depende de vários indicadores que expressam serviços públicos básicos. Dentre eles, destacamos a oferta de rede geral de água, de rede sanitária, coleta de lixo, de eletrificação residencial e de estabelecimentos de saúde e médicos por mil habitantes. Em todos eles, o Brasil apresenta melhorias nos Índices de Desenvolvimento Humano (2001).

Rede geral de água significa água centralmente coletada e tratada, o que contribui para a redução de inúmeras doenças transmissíveis através da água e, consequentemente, a diminuição da taxa de mortalidade infantil e do aumento da esperança de vida ao nascer. A rede geral de esgoto é outro serviço público básico que, juntamente com a rede geral de água, melhora a qualidade da água consumida, contribui para a redução da mortalidade infantil e o aumento da esperança de vida ao nascer. É óbvio que melhor qualidade de vida está associada com um abrangente serviço de rede geral de esgoto. A alternativa a isso é, em geral, nos sítios urbanos, a vala negra e o esgoto a céu aberto. Nesse caso, tanto a população infantil quanto a adulta fica exposta às doenças infecciosas e parasitárias. A sujeira atrai também animais nocivos à saúde, como ratos, e degrada as condições de vida e o meio ambiente.

O lixo coletado é também um serviço básico que tem relação direta com a saúde pública e o meio ambiente. Quanto maior a proporção de domicílios atendidos por esse serviço, menos sujeira é acumulada em áreas residenciais, menor é a possibilidade de formação de focos de doenças e, como consequência, melhor é a qualidade de vida (Almeida, 1998). A eletrificação residencial é igualmente fundamental para a qualidade de vida. Não apenas porque fornece acesso à iluminação elétrica noturna, mas, principalmente, por permitir à população a utilização de geladeira, fundamental para a conservação dos alimentos em países tropicais, e de inúmeros aparelhos eletrodomésticos fortemente associados à qualidade de vida como, por exemplo, TV, rádio, liquidificador e chuveiro elétrico. A eletrificação residencial é mais um indicador relevante para a qualidade de vida que apresenta melhoria constante nos anos em que o dado existe. Em 1970, 47,6% dos domicílios tinham energia elétrica; em 1995, 91,7% das residências já possuíam iluminação elétrica, geladeira e televisão. Nesse século, cerca de 93% possuem iluminação (IBGE, 2005).

Segundo Almeida (1998), por causa da preponderância assumida pela televisão, a energia elétrica é um importante fator de conforto e informação. Maior abrangência da eletrificação residencial significa população mais bem informada e tempo livre usufruído de forma mais agradável. Podemos, contudo, acrescentar um outro olhar ao procurar mostrar que o governo pode não ter uma atuação proativa nessas ações, vinculadas muito mais a uma exigência econômica do que a políticas participativas que visam a melhoria da qualidade de vida. Podemos citar como exemplo a necessidade de ampliar o número de consumidores, levando a cada casa os produtos e os pensamentos de setores que detêm os meios de comunicação.

O aumento da aquisição de bens e serviços deu-se, principalmente, no período do chamado *"milagre econômico"*, momento de constituição de uma classe média, que possibilitou maior investimento nas indústrias desses produtos, aumentando sua oferta (ALMEIDA; GUTIERREZ, 2005). Hoje é possível ter um eletrodoméstico morando num barraco de alguma área de risco social. Outro ponto a salientar é o processo de afastamento dos centros urbanos, a chamada periferia. Um dos problemas dos contingentes de desassistidos socialmente que migram para os centros urbanos é a proliferação de bairros à margem dos centros de empregos, dificultando o papel das prefeituras em oferecer os serviços básicos de infraestrutura, já que é frequente a tomada de espaços para formação de bairros sem planejamento.

Apesar do aumento da coleta de esgoto e do serviço de iluminação pública em números absolutos, em números relativos as ações são pouco eficazes, se comparadas ao desenvolvimento dessas novas moradias clandestinas. Muitas vezes, essas pessoas não podem custear sequer o serviço de iluminação pública, é pago na conta de luz. Ao não custearem o serviço, o setor público, por meio das empresas concessionárias, não investe nessas localidades.

No que diz respeito à instalação sanitária, não existem dados entre 1985 e 1990. Em 1960, cerca de 15% dos domicílios brasileiros contavam com rede geral de esgoto. Em 1995, este número é de aproximadamente 40% (IBGE, 2005). A coleta evita o esgoto a céu aberto e as consequências disso para a saúde pública. No RDH (2001), o Brasil aparece como um dos países da América do Sul com menores índices de acesso à rede geral de esgoto. Nem sempre o esgoto coletado é devidamente tratado.

Apesar de diminuir o risco de doenças nas localidades em que a rede é construída, o tratamento não adequado do esgoto leva a uma piora nos índices macros de qualidade de vida, já que o acesso à água potável é um dos grandes problemas deste começo de século (PNUD, 2001). Ao não tratar corretamente a água e aumentar o recolhimento de esgoto, aumenta a contaminação dos rios, mananciais, mares e demais áreas ribeirinhas e/ou litorâneas, aumentando assim a poluição e a degradação ambiental. Esse é mais um exemplo de falta ações integradas nas políticas públicas das secretárias dos diferentes órgãos de poder. Se por um lado aumenta-se a rede de captação de esgoto, por outro, como não é tratado corretamente, atinge a água potável, a flora, a fauna e, logicamente, a qualidade de vida das populações onde os resíduos são despejados.

A medição da oferta de serviços de saúde pelos dados do IBGE revela avanços. Houve acréscimo absoluto e relativo de estabelecimentos de saúde e de médicos das décadas de 40 e 50, respectivamente, até os dias atuais. No que diz respeito aos estabelecimentos de saúde, em 1940 existia um para cada 26.200 habitantes; em 1992 tínhamos apenas 3 mil habitantes para cada unidade. Quanto aos médicos, em 1950, havia 0,38 para cada mil habitantes; em 1992, este indicador atinge a marca de 2,1.

Nas capitais, entre 1930 e 1989, houve uma acentuada diminuição da proporção de óbitos por doenças infecciosas. Por outro lado, a proporção de mortes resultantes de doenças circulatórias, do coração, de derrame (principalmente neoplasias) e de câncer cresceram 75% (IBGE, 2005). As duas causas desse fenômeno são a melhoria da qualidade de vida e a mudança do perfil etário da população. Melhor qualidade de vida resulta em mais saúde, que aumenta a expectativa de vida. Somando-se à redução da taxa de fecundidade, ocorre um envelhecimento da população. As mortes causadas por câncer ou doenças circulatórias são típicas de pessoas com saúde e longevidade, pois a sua incidência aumenta com a idade. Elas já representam, separadamente, hoje, no Brasil, uma proporção maior de causa mortis do que as doenças infecciosas. Nota-se a tendência de melhora. As doenças da velhice continuam liderando e as infecciosas e parasitárias mantêm tendência de queda.

Merece registro o aumento permanente das causas externas de mortandade, reflexo da violência criminal e no trânsito. Trata-se de um problema grave, que ainda está por merecer um combate mais sistemático e eficaz. Essa estatística exemplifica algo para o que este artigo chama a atenção: as melhorias coexistem com pioras e coisas a serem feitas. A violência é fruto de políticas sociais sem direcionamento específico, de formas de exclusão expressas na falta de educação, na falta de acesso aos bens materiais mínimos e nas políticas de inclusão social (Almeida e Gutierrez, 2005). A violência no Brasil influi negativamente na causa mortis de jovens, principalmente do sexo masculino, constituindo-se um grande problema que deve ser acompanhado em conjunto com as políticas sociais de maneira ampla. O aumento da criminalidade reforça a tese de problemas de distribuição de renda, acesso a emprego e esvaziamento do papel do setor público em áreas de risco social, lembrando sempre que uma política de inclusão social passa também pelos meios de correção, como as Casas Corretivas de Menores Infratores, as Casas de Detenção e os Presídios, que hoje são depósitos de pessoas e não conseguem cumprir seu papel de reeducação e reinserção social do indivíduo, que perdeu provisoriamente a sua liberdade (ALMEIDA e GUTIERREZ, 2004).

Quanto aos acidentes no trânsito, parte-se de uma política de educação, uma vigilância mais justa e, principalmente, melhores condições das estradas, das sinalizações e de uma ação efetiva junto aos trabalhadores que atuam na área de transporte de mercadorias e passageiros. A taxa de mortalidade infantil e a expectativa de vida ao nascer foram deixadas para o final dessa sequência de dados, porque sintetizam um avanço. A queda do primeiro, e a consequente melhora do segundo indicador, só foram possíveis porque há hoje, no Brasil, mais leitos por mil habitantes, mais saneamento, água tratada, lixo coletado e estabelecimentos hospitalares. Entre 1930 e 1940 a média da mortalidade infantil na década foi de pouco mais de 158/1000, sendo de quase 88 para o período 1970- 1980. A mesma taxa de mortalidade infantil no ano de 1993 foi de 43,4. Apesar de ainda estarmos distantes das taxas dos países desenvolvidos, a melhoria foi bastante acentuada no período considerado, a qual teve um reflexo significativo na expectativa de vida do brasileiro (RDH, 2001). Apesar de não haver políticas públicas de grande porte, a mudança foi grande e para melhor. E isso se aplica a todas as regiões do Brasil. Em 1940, a esperança de vida ao nascer era algo em torno de 42 anos de idade; hoje ela situa-se próxima dos 67 anos.

Uma análise comparativa com os países para os quais existem dados sobre renda, mostra que o Brasil é o país que apresenta um dos maiores índices de desigualdade no mundo, e que a distribuição de renda piorou entre 1960 e 1990 (a mais acentuada piora ocorreu entre 1960 e 1970). É importante destacar esse elemento, já que provavelmente constitui o aspecto mais significativo da situação socioeconômica na qual o Brasil se encontra. Ele demonstra claramente que os avanços sociais são direcionados para o consumo e não para uma política de participação social, mantendo parcelas da população excluídas (principalmente os que vivem fora do eixo São Paulo e Região Sul), embora com avanços no acesso a alguns bens duráveis. O Brasil, segundo o Programa de Desenvolvimento Humano (2001), investe pouco na qualificação humana: cerca de 0,8% do PIB. Nossos pesquisadores têm menor escolarização que Panamá e Trinidad Tobago, a população brasileira ainda tem pouco acesso às tecnologias antigas como telefone e eletricidade – índices menores que Uruguai e Peru –, além de existir pouca interface entre a inovação e os benefícios sociais vindos dela. Os mesmos problemas constatados no Índice de Desenvolvimento Humano, como distribuição de renda e escolarização, interferem nos índices de inovação tecnológica (RDH, 2001, p. 48-49).

A discussão a respeito de políticas de qualidade de vida, como visto no item 1.4, é muito distinta da discussão sobre o objeto de pesquisa qualidade de vida. A passagem de um referencial para outro é cheio de consequências e transformações. Enquanto a pesquisa teórica busca ampliar o conhecimento acumulado a respeito de um determinado assunto, a prática política busca a ampliação do poder dos agentes e o controle político de suas bases (ALMEIIDA e GUTIERREZ, 2004). Assim, o investimento na área de qualidade de vida deve entrar em disputa com outras secretarias, tornando inviável, muitas vezes, a opção por uma política pública de qualidade de vida, já que qualidade de vida é uma opção fraca politicamente frente a campos como: controle inflacionário, investimento no Etanol ou pagamento da dívida externa. Pensar a política de qualidade de vida é praticamente sinônimo de pensar em formas de aumentar o peso da área dentro da constelação mais ampla de alternativas de investimento, que se apresentam para os governantes, a partir da inserção num quadro nacional com forte influência das práticas de sustentação no poder, em que governar, muitas vezes confunde-se, ou até mesmo resume-se, a distribuir verbas e cargos (ALMEIDA e GUTIERREZ, 2005). Nessa linha de raciocínio, um primeiro aspecto essencial é o caráter dúplice das políticas públicas de qualidade de vida. A qualidade de vida deveria ser vista como melhoria do estilo de vida e condições de vida (GONÇALVES, 2004). Associar as políticas públicas a essa ordem é muito complicado, já que as ações, segundo Almeida e Gutierrez (2004), priorizam a mudança subjetiva no estilo de vida, sem dar suporte material suficiente para ter condição de vida digna. Essa visão da qualidade de vida pode ser percebida em projetos federais de 2003-2006 como Mexa-se, Segundo Tempo, Esporte Lazer na Cidade e Política Nacional Contra o Diabetes, que propiciam ações particularizadas sem proporcionar um pensamento articulado entre os diversos setores sociais.

Desse referencial de qualidade de vida preocupado com o social surgiu a ideia das ações vinculadas à educação, à cultura, à economia e ao trabalho. A qualidade de vida se potencializa na educação social da população e na busca constante da cidadania. Em outras palavras, o caráter educativo e pedagógico justifica a inserção da qualidade de vida nas políticas públicas, já que a condição de vida e estilo de vida, incontestavelmente, são fatores primordiais para o avanço global da sociedade.

A implementação de uma política de qualidade de vida dá-se no interior de um projeto político mais amplo e através de uma máquina de administração pública dominada, durante um período de tempo específico, por um partido político ou, ainda, por uma tendência integrante de um partido político. A expectativa do controle de verbas para serem distribuídas, mais a necessidade de lotear as diferentes secretarias entre os grupos que compõem uma base parlamentar de apoio, leva a execuções de ações administrativas de uma forma não coordenada e independentes umas das outras, em função dos interesses específicos de cada grupo instalado na estrutura de poder. Assim, é extremamente difícil articular as propostas do campo da qualidade de vida com as de outras áreas como saúde, habitação, educação, pensando-as globalmente.

CAPÍTULO II
AS INTERFACES DE UMA ÁREA DE PESQUISA MULTI-DISCIPLINAR

A área de conhecimento em qualidade de vida, como já definida, se coloca como um campo de discussão interdisciplinar, com possibilidades de atuação em diversas esferas da sociedade. Nesse sentido, após delimitação de suas fronteiras, faz-se neste capítulo a exposição de possíveis aplicações de tais conceitos, como forma de melhor compreender as formas de implicação de qualidade de vida na sociedade, assim como utilizar este conceito para desvendar, de certo modo, o espaço social.

QUALIDADE DE VIDA: DISCUSSÕES CONTEMPORÂNEAS (RDH E SF-36): Como discutido no capitulo 1, a crescente preocupação com questões relacionadas à qualidade de vida veio de um movimento dentro das ciências humanas e biológicas no sentido de valorizar parâmetros mais amplos que o controle de sintomas, a diminuição da mortalidade ou o aumento da expectativa de vida.

A definição no uso cotidiano apresenta-se, tanto de forma global, enfatizando a satisfação geral com a vida, como dividida em componentes, que, em conjunto, indicam uma aproximação do conceito geral. A forma como é abordada e os indicadores adotados estão diretamente ligados aos interesses de cada abordagem jornalística, divulgação ou mercadológica, para operacionalização e avaliação. Dependendo do interesse, o conceito, muitas vezes, é adotado como sinônimo de saúde, felicidade e satisfação pessoal, condições de vida, estilo de vida (NAHAS, 2003); e seus indicadores vão desde a renda até a satisfação com determinados aspectos da vida. Devido a essa complexidade, conforme abordam Almeida e Gutierrez (2004), a qualidade de vida apresenta-se como uma temática de difícil compreensão e necessita de certas delimitações que possibilitem sua operacionalização em análises acadêmicas.

É importante salientar que o leitor, qualquer que seja a sua formação, deve se preocupar com textos acadêmicos, artigos de revistas ou jornais que descrevem indicadores sem fazer relações diretas com a qualidade de vida, conforme discutido no item 1.6 de maneira ampla; ou seja, os textos tomam características como escolaridade, ausência dos sintomas das doenças, condições de moradia como indicadores de qualidade de vida, sem investigar o objetivo disso para as pessoas envolvidas. Se, de um lado, isso contribui para as possibilidades de investigações em grandes grupos, por outro, deixa de considerar a subjetividade e a cultura.

Os estudos sobre qualidade de vida podem ser classificados de acordo com quatro abordagens gerais: econômica, biomédica, psicológica e geral.

A abordagem socioeconômica tem os indicadores sociais como principal elemento. As abordagens médicas tratam principalmente da questão de oferecer melhorias nas condições de vida dos enfermos (Minayo, 2000). O termo qualidade de vida em relação a seu emprego na literatura médica vem sendo associado a diversos significados, como condições de saúde e funcionamento social. Qualidade de vida relacionada à saúde (healthrelated quality of life) e estado subjetivo e saúde (subjective health status) são conceitos relacionados à avaliação subjetiva do paciente e ao impacto do estado de saúde na capacidade de se viver plenamente. A abordagem psicológica busca indicadores que tratam das reações subjetivas de um indivíduo com as suas vivências, dependendo, assim, primeiramente, da experiência direta da pessoa cuja qualidade de vida está sendo avaliada e indica como os povos percebem suas próprias vidas, felicidade, satisfação.

O fato de as abordagens psicológicas considerarem qualidade de vida somente um aspecto interior à pessoa, desconsiderando o contexto ambiental em que está inserida, é a principal limitação dessa linha de pensamento. As abordagens gerais baseiam-se na premissa que o conceito de qualidade de vida é multidimensional, apresenta uma organização complexa e dinâmica dos seus componentes, difere de pessoa para pessoa de acordo com seu ambiente/contexto e mesmo entre duas pessoas inseridas em um contexto similar. Características como valores, inteligência, interesses são importantes de serem consideradas. Além disso, qualidade de vida é um aspecto fundamental para se ter uma boa saúde.

Como colocado no item 1.1, a análise da qualidade de vida aborda uma representação social criada a partir de parâmetros subjetivos (bem-estar, felicidade, amor, prazer, realização pessoal) e objetivos, cujas referencias são a satisfação das necessidades básicas e das necessidades criadas pelo grau de desenvolvimento econômico e social de determinada sociedade.

Os parâmetros de análise mais complexos ficam vinculados à ideia do ser, pertencer e transformar. O ser são as habilidades individuais, a inteligência, os valores, as experiências de vida. O pertencer trata-se das ligações que a pessoa possui, as escolhas, assim como da participação de grupos, inclusão em programas recreativos e serviços sociais. O transformar remete à prática de atividades como trabalho voluntário, programas educacionais, participação em atividades relaxantes, oportunidade de desenvolvimento das habilidades em estudos formais e não formais, dentre outros. Esses componentes apresentam uma organização dinâmica entre si, consideram tanto a pessoa como o ambiente, assim como as oportunidades e os obstáculos.

Gutierrez e Almeida (2006) abordam ainda que a noção de qualidade de vida tem na relação individual e social algumas referencias como: a.) o desenvolvimento econômico, social e tecnológico da sociedade; b.) valores, necessidade e tradições; c.) estratificações, a ideia de qualidade de vida está relacionada ao bem-estar das camadas superiores e à passagem de um limiar a outro. Qualidade de vida inclui desde fatores relacionados à saúde, como bem-estar físico, funcional, emocional e mental, como também outros elementos importantes da vida das pessoas: trabalho, família, amigos, e outras circunstâncias do cotidiano. Conforme sugere a Organização Mundial da Saúde (2006), reflete a percepção dos indivíduos de que suas necessidades estão sendo satisfeitas ou, ainda, que lhes estão sendo negadas oportunidades de alcançar a felicidade e a autorrealização, com independência de seu estado de saúde físico ou das condições sociais e econômicas.

Determinados aspectos da nossa vida como a felicidade, amor e liberdade, mesmo expressando sentimentos e valores difíceis de serem compreendidos, são relevantes. Trata-se de um conceito para o qual até mesmo uma definição operacional é difícil de ser elaborada. Qualidade de vida é uma ideia largamente difundida na sociedade, correndo-se o risco de haver uma banalização do assunto pelo seu uso ambíguo, indiscriminado ou oportunista como acontece, por exemplo, com muitos textos que prometem elevar a qualidade de vida do indivíduo lançando mão de estatísticas muitas vezes irreais para comprovar suas afirmações.

De um lado, se tem a exploração oportunista de um conceito o que resulta na sua depreciação e, de outro, o reconhecimento de que esse conceito exprime uma meta nobre a ser perseguida, o que resulta na preservação de seu significado e valor.

Os instrumentos para avaliação da qualidade de vida variam de acordo com a abordagem e objetivos do estudo. Instrumentos específicos como o Medical Outcomes Study Questionaire 36-Item Short Form HealthSurvey (SF-36)para avaliação da qualidade de vida relacionada à saúde do WHOQOL para avaliação da qualidade de vida geral são tentativas de padronização das medidas, permitindo comparação entre estudos e culturas. Publicações sobre novos instrumentos de avaliação específicos para populações ou pessoas acometidas por quadros patológicos específicos são crescentes na literatura especializada. Medir qualidade de vida é bastante complexo, o que leva a necessidade de definição clara para cada estudo específico e para guiar a utilização de determinada forma de avaliação.

Uma das formas mais tradicionais para avaliar qualidade de vida em grandes populações é através do Índice de Desenvolvimento Humano (IDH). De acordo com relatório divulgado no ano de 2006 pelo Programa das Nações Unidas para o Desenvolvimento (PNUD), o Brasil melhorou o seu IDH, mas caiu uma posição no ranking mundial, de 68° para 69°, numa lista de 177 países e territórios. O Índice utilizou quatro indicadores: PIB (Produto Interno Bruto) per capita, expectativa de vida, taxa de alfabetização de pessoas com 15 anos ou mais de idade e taxa de matrícula bruta nos três níveis de ensino (relação entre a população em idade escolar e o número de pessoas matriculadas no ensino fundamental, médio e superior). Os resultados indicam que, de 2003 para 2004, o Brasil avançou em duas das três dimensões do IDH (longevidade e renda) e estabilizou-se em uma (educação). A decomposição do IDH mostra que o Brasil tem um subíndice de renda superior ao da América Latina, mas inferior à média mundial. Em esperança de vida, supera a média global, mas não a latino-americana. Educação é a dimensão em que o Brasil mais se aproxima dos países ricos e mais se distancia da média mundial.

Instrumentos como o SF-36 e o IDH, da mesma forma que o WHOQOL da OMS, apresentam vantagens por serem instrumentos que já tiveram sua validade e qualidades psicométricas atestadas, além de permitirem a comparação com outros estudos. No entanto, esses instrumentos trazem consigo limitações importantes, pois ao propor indicadores deixam de avaliar as especificidades de cada sujeito em cada contexto de avaliação.

Existem em 2011, nas Universidades Estaduais Paulistas, 84 pesquisas que tratam diretamente sobre a aplicação dos parâmetros de qualidade de vida (71,4% dissertações de mestrado,

23,8% teses de doutorado e 4,7% teses de livre-docência). Desses estudos, 71,7% foram realizadas em adultos de ambos os sexos, sendo 13,2% com mulheres; 7,5% com idosos; 1,9% com crianças, e em 5,7% não foi possível identificar a população. Desses estudos, 69,8% foram realizados com pessoas acometidas por algum tipo de patologia, sendo o principal instrumento utilizado Medical Outcomes Studies 36-item Short-Form (MOSSF-36). A produção no Brasil, em parte representada pelas universidades investigadas, está seguindo uma tendência mundial, com um aumento da produção e uma ênfase na qualidade de vida relacionada à saúde.

A produção sobre qualidade de vida no Brasil é relativamente recente e tem aumentado a cada ano, não se restringindo a determinado grupo social, mas sendo realizada, em grande parte, com adultos acometidos por algum tipo de patologia, refletindo a preocupação em se conhecer de que forma essas enfermidades estão comprometendo a vida dos indivíduos, focalizando as análises na qualidade de vida relacionada à saúde. Essa forma de pesquisa tem recebido críticas, pois, embora o estado de saúde seja bastante importante para a vida das pessoas, nem todos os aspectos da vida humana passam por questões médicas ou sanitárias.

POLÍTICAS PÚBLICAS DE LAZER E QUALIDADE DE VIDA: A CONTRIBUIÇÃO DO CONCEITO DE CULTURA PARA PENSAR AS POLÍTICAS DE LAZER: A discussão sobre as políticas públicas de lazer e sua relação com a qualidade de vida é muito diferente da discussão sobre o objeto de pesquisa lazer e qualidade de vida. Trata-se de uma transposição repleta de consequências. Enquanto a pesquisa teórica busca ampliar o conhecimento acumulado a respeito de um determinado assunto, a prática política busca a ampliação do poder dos agentes. Nesse sentido, o investimento no lazer e na qualidade de vida é uma opção política fraca. Pensar essas políticas é praticamente sinônimo de pensar em formas de aumentar o peso da área dentro da constelação mais ampla de alternativas de investimento que se apresentam para os governantes, a partir da inserção num quadro nacional com forte influência das práticas clientelistas, em que governar, muitas vezes, confunde-se, ou até mesmo resume-se a distribuir verbas.

O primeiro aspecto que chama a atenção, a partir dessa linha de raciocínio, é o caráter educativo das políticas públicas de lazer e qualidade de vida.

O lazer nas políticas públicas pode, também, dentro de um cenário de repressão política, surgir como um mecanismo de coerção às escondidas. Talvez hoje, muitos dos problemas relacionados aos usos do lazer sejam referentes à dificuldade em libertá-lo das morais autoritárias do militarismo. A filosofia dessa ação prática não é a de entender o lazer de uma forma mais humana, para compartilhar ações e unir pessoas, como um meio importante para uma tomada de consciência e mudança social.

A implementação de uma política de lazer e qualidade de vida dá-se no interior de um projeto político mais amplo, e através de uma máquina de administração pública dominada, durante um período de tempo específico, por um partido político ou, ainda, por uma tendência integrante de um partido político. A expectativa do controle de verbas a serem distribuídas, mais a necessidade de lotear as diferentes secretarias entre os grupos que irão compor uma base parlamentar de apoio, faz com que as ações administrativas sejam executadas de uma forma não coordenada e independente umas das outras, em função dos interesses específicos de cada grupo instalado na estrutura de poder. Assim, é extremamente difícil somar as propostas do campo do lazer e qualidade de vida com as de outras áreas como hospitais, casas populares, escolas, etc. O mesmo tipo de situação pode ser percebida com relação à área de cultura e os agentes culturais, levando muitas vezes ao aumento da importância dos conteúdos esportivos no interior das políticas de lazer e qualidade de vida, ou ainda à opção mais fácil de contratar, com verbas públicas, apresentações de representantes da indústria cultural, já que eles possuem a legitimação de serem conhecidos e sua presença desejada por grande parte da população.

Nesse sentido, trabalharemos nesse capítulo como o conceito cultura têm relação com a dificuldade de se implementar uma política pública de lazer, voltada à qualidade de vida. Após trabalhar esse conceito, discutiremos a sua apropriação pelo mercado e pelas estruturas de poder.

O termo cultura tem dois significados básicos. O primeiro indica o conjunto dos modos de viver e pensar definidos como civilização, ou seja, a cultura entendida como a construção de uma totalidade através das tradições, técnicas, instituições, derivadas de um sistema histórico, parte integrante e indissociável do armazém do saber partilhado por uma determinada comunidade. A construção deste sentido operou-se no século XVIII por obra da filosofia iluminista. Outro significado de cultura, trazido da tradição grega, designa a formação do homem enquanto agente consciente, referindo-se ao homem como ser uno à procura do autoconhecimento e em estreita relação com as artes e ofícios. Tendo-se tornado praticamente sinônimo de civilização, o termo hoje designa o conjunto das tradições, técnicas, instituições que caracterizam um grupo humano: a cultura compreendida dessa maneira é normativa e adquirida pelo indivíduo, desde a infância. Nesse sentido, cultura é uma palavra que se aplica tanto a uma comunidade desenvolvida do ponto de vista técnico ou econômico, como às formas de vida social mais rústicas e primitivas. Estamos pensando, portanto, a cultura [...] tratada como sistema simbólico, pelo isolamento dos seus elementos, especificando as relações internas entre esses elementos e passando então a caracterizar todo o sistema de uma forma geral —

de acordo com os símbolos básicos em torno dos quais ela é organizada, as estruturas subordinadas das quais é uma expressão superficial, ou os princípios ideológicos nos quais ela se baseia (GEERTZ, 1989, p.27).

Bourdieu (1989), por sua vez, sustenta que a percepção do mundo social implica um ato de construção coletiva, comportando-se e operando-se, na prática cotidiana, pela representação explícita e a expressão verbal.

O significado de cultura mais antigo designa o melhorar e refinar da formação humana, que corresponde, ainda hoje, ao que os gregos chamavam Paideia, e que os latinos indicavam pela palavra *humanitas*: a educação do homem como tal, isto é, a educação devida àquelas *"boas artes"*, próprias do homem e que o diferenciam de todos os outros animais. A cultura para os gregos é a procura e a realização que o homem faz de si. O homem só pode realizar-se como tal por meio do conhecimento de si mesmo e do seu mundo e, portanto, mediante a pesquisa da verdade em todos os domínios que lhe interessam.

A cultura, no sentido mais amplo, integra-se em diferentes mecanismos de ação que perpassam o universo simbólico no qual o agente vive, sendo o corpo o primeiro filtro da percepção, seja pelos sentidos ou compreendida como experiências. Na formação do universo cultural, têm-se diferentes níveis de compreensão nas formas de aprendizado, sociabilização e influência do meio ambiente. Ao mesmo tempo em que a definição de cultura, sinônimo de civilização, é empregada na tradição iluminista, também podemos sintetizá-la pela busca individual de elementos cotidianos para a formação do homem como agente histórico; é nesse sentido que Norbert Elias (1984) aponta para uma ideia de civilização representada por uma coletividade que define certos padrões, mas que, inserido nessa totalidade, o indivíduo procura na sua cultura formas múltiplas de relacionamento no pensar e agir. Podemos, assim, apontar diferentes dimensões da cultura, como a cultura erudita, que é transmitida na escola e sancionada pelas instituições; a cultura criada pelo povo (popular), que articula uma concepção do mundo em contraposição aos esquemas oficiais; a cultura de massa, que reflete um sistema industrial em desenvolvimento e que tem base no fetiche, na mercantilização das relações e no consumo.

Alguns teóricos da cultura, como Bosi (1986), atentam para o caráter dominante da cultura de massa. Nessa interpretação, a partir de leituras de Adorno e Horkheimer (1986), a crise da cultura popular leva à concepção de cultura de massa, sendo uma nova era para a cultura popular: "claramente não folclórica; abertamente organizada por empresários da indústria do lazer; fortemente estruturada em função de um certo público-massa e necessariamente distinta das experiências da 'alta cultura'" (BOSI, 1986, p. 73). Além dele, outros autores (Morin, Adorno, Benjamim) acusam a cultura de massa de não ser cultura, mas indústria, de não ser orgânica, mas exterior e manipuladora da inteligência e da sensibilidade. Morin aborda essa perda de sensibilidade denominando-a *"segunda industrialização"*, a ser a industrialização do espírito.

> *"É esse o caso daquilo que pode ser considerado uma terceira cultura, oriunda da imprensa, do cinema, do rádio, da televisão, que surge, desenvolve-se, projeta-se, ao lado das culturas clássicas e nacionais"* (MORIN, 1997, p. 14).

O consumo da cultura de massa confunde-se com a concepção do lazer moderno. O lazer moderno não é apenas o acesso democrático há um tempo livre, que antes era o privilégio das classes dominantes. A fabricação em série e a venda a crédito abrem as portas para os bens industriais, para a limpeza do lar com aparelhos eletrodomésticos, para fins de semana motorizados. É então possível começar a participar da civilização do bem-estar, e essa participação embrionária no consumo significa que o lazer não é mais apenas o vazio do repouso e da recuperação física e nervosa, não é mais a participação coletiva na festa, não é tanto a participação nas atividades familiares. Ele é, progressivamente, a possibilidade de ter uma vida consumidora.

Dumazedier (1979) define lazer como o conjunto de ações escolhidas pelo sujeito para diversão, recreação e entretenimento. Num processo pessoal de desenvolvimento, tem caráter voluntário e é contraponto ao trabalho urbano-industrial. É interessante notar que, para Morin (1997), o lazer moderno é o acesso ao tempo livre, privilegio do passado das classes dominantes (desde a tradição grega de ócio), que se vincula ao tempo industrial e possui como principal característica o repouso e a recuperação do trabalho. Outro autor que se apoia na dicotomia lazer-trabalho para definir lazer é Magnani (2000), apontando o interesse como principal característica do lazer, após libertar-se das obrigações impostas pelo trabalho profissional. Elias e Dunning (1992), por sua vez, e afastando-se da tradição dicotômica, entendem o lazer como um tipo de atividade que se insere no tempo livre e colocam o indivíduo como principal objeto de pesquisa, como sujeito social que pode dotar de sentido a atividade e aproximá-la da busca da excitação ou do prazer, definido enquanto a busca de um descontrole medido ou ainda um descontrole controlado. Nesse caso, o lazer, apesar de trabalhar no limite do descontrole, está intimamente ligado às dimensões sociais para cada situação como, por exemplo, no estádio de futebol onde são permitidos xingamentos e atitudes não convencionais (ELIAS; DUNNING, 1992, p. 112).

Uma outra alternativa para pensar o lazer consiste em destacar a questão da busca do prazer como elemento fundamental que o distingue das demais manifestações sociais. Não haveria assim nenhuma forma de lazer que não incluísse a expectativa futura de auferir algum nível de prazer, independente do fato de a expectativa vir a ter sucesso ou não, e definindo prazer enquanto elemento essencialmente humano, característico da formação da personalidade e que pode ser percebido em qualquer meio social organizado, desde uma perspectiva histórica (GUTIERREZ, 2000, p. 103).

A cultura e o lazer possuem uma íntima relação. Muitas das atividades designadas lazer passam por manifestações de cultura. Os jogos, as brincadeiras, as expressões artísticas são lazeres e fazem parte da herança cultural de cada comunidade. Procurando não segmentar nem a ideia de lazer, e nem tampouco a de cultura, trabalharemos a sua relação como definida pela totalidade das tradições, técnicas e instituições derivadas de um sistema histórico, parte integrante e indissociável do saber partilhado por determinada comunidade. Apesar de esse conceito explicitar uma totalidade, deve-se ter o cuidado de evitar reviver a ditadura de uma concepção de *"cultura"* abstrata, mas percebida numa realidade concreta como cultura de massas, cultura popular e cultura erudita.

A cultura de massa, que também pode ser compreendida como indústria cultural, constituiu-se após a Revolução Industrial, principalmente pelo desenvolvimento da tecnologia e a transformação dos meios de produção. Estudiosos desse período, como Benjamin (1994), Adorno e Horkheimer (1986), discutiram a influência da indústria cultural no cotidiano da sociedade industrial, apontando para seu caráter dominador e ideológico, principalmente com a criação de mecanismos de difusão em massa, como é o caso do rádio, da fotografia, do cinema e da televisão.

Nesse caso, a arte, que anteriormente se expressava no seio da cultura popular e erudita, agora divulga a rapidez e o consumo. Os meios de comunicação terminam por substituir outras formas de expressão não consumistas, isto é, apresentam-se como mercadoria, disseminando hábitos, costumes e moldando relações interpessoais.

Esses processos de substituição foram construídos para desenvolver o consumo e expandir o novo sistema de produção, num processo de padronização da vida burguesa como modelo último a ser seguido, atingindo diretamente as formas de lazer, já que o seu consumo ocorre necessariamente no tempo não-produtivo. No lazer, ocorrem os dois processos apontados anteriormente: a) a mecanização do lazer através da incorporação da tecnologia e b) a substituição da busca de um prazer não-consumista por uma necessidade de consumo, por meio da ideologização. Nessa perspectiva de análise, a cultura de massa, pelo processo de substituição e ideologização, percebe-se a subordinação de todas as outras expressões em prol do consumo, delimitando e esmagando os dois campos: cultura erudita (caracterizada pelo autoconhecimento) e cultura popular (caracterizada pela sociabilidade espontânea), para constituir-se como campo hegemônico.

Com o desenvolvimento da sociedade contemporânea, a indústria cultural confunde-se com o lazer a ponto de serem usados como sinônimos, o que leva a um afastamento ainda maior das suas manifestações não- consumistas. O uso da televisão é lazer, como o cinema, a música pop, a dança de salão ou a fotografia. Segundo Bosi (1986), a cultura de massa tenta suplantar os valores da cultura popular, substitui a integração do indivíduo à cultura, transformando-o em mero espectador ou consumidor. A indústria cultural desvaloriza o folclore, justamente para poder inserir-se como prática dominante e colonizar o popular com os valores burgueses, com o intuito de destruir todas as formas espontâneas que não têm como fim último o mercado. O lazer, guiado pelos cânones da indústria cultural, tem uma forte presença do individualismo e do consumo; sua construção gira em torno da necessidade, da busca do prazer e do relacionamento com o outro por meio dos bens de consumo. Apesar de estar totalmente incorporado no cotidiano, esse valor pode ser revisto, pois existem formas de preservação do popular e do erudito como veremos a seguir.

O termo cultura popular, por sua vez, remete-se às manifestações coletivas, geralmente no espaço não-urbano. Ao pensar a cultura popular, o folclore e os ritos antigos são os primeiros a serem lembrados. Essa alusão do popular e rural está presente na própria constituição do capitalismo, já que a exploração da terra o êxodo rural são características da formação do proletariado urbano. O processo de apropriação da cultura popular pela de massas é complexo e incorpora aspectos como, a perda de identidade, o afastamento dos símbolos sagrados coletivos, a destruição de uma moral campesina e o patriarcalismo. Como analisado no primeiro capítulo, assumimos a cultura no sentido semiótico de reapropriação e ressignificação temporal, historicamente determinada. Nesse sentido, a cultura popular parece viver, desde a constituição da sociedade moderna, uma luta diária com a indústria cultural, procurando incorporar a tecnologia e reconvertê-la em instrumento de uma sociabilidade espontânea ou autêntica. No caso do lazer, particularmente, vive-se a dualidade entre as novas tecnologias do lazer e a ideologia do consumo, em que o lazer popular pode ser percebido como espaço de resistência da doutrinação puramente consumista, tendo como exemplos as festas típicas e os jogos e brincadeiras.

Segundo Habermas (1987), por exemplo, sempre existirão tentativas de exterminar a cultura popular, para promover, cada vez mais, os valores de consumo. A incorporação do popular pelo mercado é infinito, segundo Habermas, já que a própria indústria cultural nasce do mundo da vida, posteriormente desvincula-se da cultura popular por sua complexificação sistêmica, passando a colonizá-la. Esse processo é definido por Habermas como formação e apropriação do sistema pela colonização do mundo da vida. Para Habermas, o mundo da vida é a base das relações humanas, e toda nova forma de vida tem como base essa relação orgânica e social. A cultura, nesse sentido, é o armazém do saber humano (HABERMAS, 1987). Desse modo, as festas típicas, como a junina, Cosme e Damião e dias santos podem ser vistas lutando para manter a tradição e não sucumbirem à indústria cultural. A cultura popular é reapropriada, ressignificada e reconstruída, numa evolução da própria construção social. Nesse sentido, o lazer definido aqui como popular não é aquele que permanece inalterado pelo tempo, mas o que preserva e incentiva a socialização espontânea e a formação coletiva de identidade do grupo. Essa dimensão parece ser a característica fundamental da cultura popular.

Assim, as práticas de lazer populares como os jogos que pulsam nos morros, ou as brincadeiras de rua urbanas, ou as festas rurais populares, são formas de lazer que representam as práticas coletivas de convivência e símbolos de uma comunidade, um apelo ao passado e uma forma de resistência à generalização da tecnologia e do consumismo.

A cultura erudita não pode ser encarada como valorização do aristocrático, ou ligada, literalmente, ao poder aquisitivo; porém, é verdade que, de forma geral, sua existência depende da atenção prévia das necessidades materiais básicas. A cultura erudita não é uma cultura de massas; pelo contrário, a concepção de um consumismo exacerbado afasta- se da cultura erudita, pois o erudito tem um caráter de descobrimento do belo e de autoconhecimento. Ela tem como pressuposto o deleite com a arte, da sacra à moderna, do renascimento à reforma, da iluminista à barroca, do surrealismo ao romântico; enfim, da arte como uma linguagem distinta, que necessita uma educação específica para seu deleite e contemplação. O próprio termo contemplação afasta-se do "tempo é dinheiro" capitalista. Essa outra linguagem, que representa a arte, difere de uma leitura mecânica da sociedade;

traz-nos um olhar peculiar dos períodos históricos, expressando as características de um povo, de um grupo e de cada contexto específico.

Mas aqui, da mesma forma que no caso anterior, é preciso tomar cuidado com definições simples ou principistas. O cinema, por exemplo, mesmo sendo um resultado do desenvolvimento industrial, não pode ser considerado uma manifestação exclusiva da cultura de massas, correndo-se, nesse caso, o risco de apresentar um ideal de erudito passadista, pensando a arte erudita como classicismo e que uma arte erudita jamais poderá ser feita em interface com as máquinas contemporâneas. Esse pensamento apresenta a cultura de forma estática e esquece a possibilidade da ressignificação de toda manifestação humana. A arte é um veículo de contestação social, como, por exemplo, o Cinema Novo brasileiro da década de 60 e 70 e o surrealismo. A cultura erudita pode representar a contestação ao sistema e a sua própria contradição, ser ao mesmo tempo fruto do capitalismo e sua crítica. Por conseguinte, como acontece com a cultura popular, a cultura erudita também é ressignificada, utilizando novas técnicas e tecnologias para se expressar. O cinema, que é um cânone da indústria cultural, também pode surgir como manifestação de uma cultura erudita, nos termos aqui desenvolvidos.

A contemplação da arte é lazer. Apesar de a cultura erudita e de o lazer se afastarem, devido ao conceito lazer colar-se à indústria cultural, pode-se tentar aproximá-lo do erudito, no sentido de construir um contraponto à cultura de massa. Subvencionada pelo Estado, a arte erudita representada pelos museus, apresentações das orquestras clássicas, bibliotecas de acesso gratuito são pouco procuradas, já que dependem de um desenvolvimento educacional complexo e de longa maturação. O desinteresse por parte de setores da população, decorrente de problemas estruturais no campo educacional, leva a uma menor atenção pelo Estado, desvalorizando e tornando mais difícil o surgimento e a divulgação de novos artistas e novas tendências eruditas, numa espécie de círculo vicioso.

Em resumo, como tentaremos desenvolver no quadro a seguir, o lazer erudito pode ser caracterizado pela valorização do indivíduo, pela sensibilidade e pelo autoconhecimento. Na cultura popular há a valorização do indivíduo como grupo e também da sensibilidade; contudo, esse conhecer-se não figura como sua principal característica. Na indústria cultural essa sensibilidade é totalmente disparatada; quase um clichê. A valorização extremada do indivíduo leva ao individualismo e o autoconhecimento pode levar à aniquilação dos princípios de consumo, por isso não existe.

CARACTERÍSTICAS DO LAZER	ERUDITO	MASSA	POPULAR
Atributos sociais valorizados	Autoconhecimento Individualidade Subjetivismo	Alienação Individualismo Fetiche	Familiaridade Coletivismo Intersubjetivismo
Relação com as políticas públicas	Precária e sem incentivo	Garimpo de Votos Populista Consumista	Programas Federais sem apoio popular Populista
Relação com o lazer	Afastamento pelo elitismo	Quase sinônimo	Ideia de passadismo Nostalgia romântica
Dificuldade ao acesso	Educação Divulgação	Acesso aos bens materiais	Dominação da cultura urbano-industrial
Inserção social	Elitista	Dominação Hegemônica	Regionalista
Formas de expressão	Plural Seletiva Elitista	Mercado lógica Alienante Massa consumidora	Patriarcal Coletivista Identidade nacional
Diálogo com outros campos	Aberto	Fechado	Aberto

QUADRO 2: Características do lazer no campo de atuação.

As relações entre lazer e cultura, ou ainda, a percepção das dimensões do lazer a partir da reflexão a respeito da cultura, permitem perceber a dominação (não absoluta) da indústria cultural – definida aqui como categoria próxima à cultura de massa, com relação à cultura popular e a cultura erudita, por meio da relação ideológica com o público –, incentivando o consumismo e o individualismo. A cultura popular, caracterizada pela sociabilidade espontânea, e a erudita, caracterizada pelo autoconhecimento, apresentam um intercâmbio constante ou, pelo menos, uma dimensão comum de resistência ou ressignificação da indústria cultural.

A política pública de lazer voltada à qualidade de vida, como qualquer outro setor, deve ter uma postura crítica e articular-se, compartilhando objetivos e recursos, além de adotar como critérios fundamentais o incentivo à sociabilidade espontânea e o desenvolvimento da sensibilidade e do autoconhecimento dos participantes. É nesse sentido que procuramos aqui apontar a importância da pesquisa a respeito do objeto cultura e sua contribuição para pensar o lazer, a qualidade de vida e as suas políticas.

ESPORTE: RELAÇÕES COM A QUALIDADE DE VIDA:

No esporte, a passagem do século XX para o século XXI foi marcada por um quadro conceitual amplo de mudanças e tendências influenciadas pelas transformações sociais e políticas, principalmente com o fim da Guerra Fria, a globalização e a importância da atividade física no mundo contemporâneo. Desde Pierre de Coubertin, o esporte mudou bastante; pode-se afirmar que o universo dividido em esportes amadores e profissionais tornou-se mais complexo que a simples aferição de renda.

Hoje, o esporte, como fenômeno social, possui distintas dimensões.

Depois da Segunda Guerra Mundial, o quadro internacional do esporte transformou-se em todas as suas formas e pode-se afirmar que uma interpretação correta do conjunto de fatos históricos tornou-se extremamente difícil. O esporte ganha uma nova forma, o ensino de suas práticas para uma educação do movimento – educação física, motricidade humana, consciência corporal. Rapidamente, o aspecto pedagógico incorpora o ensino técnico da modalidade como espelho direito do fenômeno esportivo. No esporte, as alterações da segunda metade do século XX pós-guerra foram profundas, pois o número de praticantes e modalidades surgidas cresceu impressionantemente. Além disso, o esporte era visto apenas na perspectiva do rendimento; após a Carta Internacional de Educação Física e Esporte da UNESCO de 1978, a prática esportiva passou a ser entendida como *"direitos de todas as pessoas"*.

A ideia de uma prática esportiva pluralista trouxe a possibilidade de democratização e dissociação do esporte e do atleta profissional. A abrangência social do esporte passou a ser preponderante. As formas de exercício do direito ao esporte passaram a ser o esporte-educação, o esporte-lazer e o esporte de alto desempenho. Essas dimensões do conceito contemporâneo de esporte podem ser explicadas por princípios: a.) do esporte-educação, qual seja, princípios socioeducativos voltados à participação, à cooperação, à coeducação, à corresponsabilidade, à inclusão, ao desenvolvimento esportivo e ao desenvolvimento do espírito esportivo; b.) do esporte-lazer, constituído pelo princípio da não-obrigatoriedade e da adaptação para a participação de todos; e c.) do esporte de alto desempenho, com foco na superação, na performance e no uso de diferentes tecnologias.

Com a globalização tecnológica e a mundialização cultural, o esporte incorpora rapidamente as principais características desses fenômenos sociais. Os avanços tecnológicos possuem aspectos positivos – como o uso de mídias para o ensino tático e técnico, novos materiais como fibra de carbono, nutrição, psicologia – e aspectos negativos – os diferentes tipos de doping, aspectos financeiros como motor exclusivo da prática, perda da relação entre o atleta e o país de origem.

Na mundialização cultural, o esporte se integra ao meio social conforme suas dimensões e características locais. Por exemplo, o esporte de lazer adapta-se à realidade cultural local como, por exemplo, o jogo de futebol dos índios da tribo de Caetés, que a partida termina quando uma equipe marca o primeiro gol. Na dimensão pedagógica, cada local de trabalho possui características distintas, como nos mostram os livros de ensino desportivo. Porém, o esporte de alto rendimento profissional é aquele que, pelo fenômeno da secularização, da igualdade, da especialização, da racionalização, da burocracia, da quantificação e do recorde, integra uma realidade cultural sem sofrer adaptações. Uma competição mundial na China, por exemplo, é a mesma nos Estados Unidos, independente do modelo econômico, cultural e social desses e de outros países, o que mostra que o esporte burocratizado estrutura-se em um todo coeso e é justamente essa coesão que possibilitou o esporte se tornar um fenômeno mundial.

A partir do momento que o esporte passa a ser um fenômeno mundial, ele sofre com uma crise ética, principalmente quando seus objetivos deixam de ser a prática e passam a incorporar aos seus fins o uso político-econômico, como assistimos na Alemanha com Hitler, na União Soviética com Kruschev, nos Estados Unidos com Nixon, no Brasil com Médici, na Argentina com Afonsín. Ao mesmo tempo, temos por um lado essa postura estratégica do esporte e, por outro, a busca pelo jogo limpo e pela transparência esportiva, mostrando que o esporte reflete os conflitos sociais com os quais, hoje, qualquer manifestação humana se depara.

O esporte passa a ser movimento de massa por meio da transformação do sentido da prática; primeiramente como rendimento máximo, para o esporte participação e escolar, com o rendimento possível.

Outro ponto a ser lembrado sobre a massificação do esporte é que a partir da ampliação dos praticantes, aumentaram-se os investimentos do Estado, levando a uma transformação no conceito de planejamento urbano e de políticas públicas no setor. O próprio desenvolvimento na área científica demonstrou um avanço no entendimento do esporte participativo nas escolas, juntamente com a prática das modalidades. Nesse sentido, é razoável defender a ideia de que o esporte participação como cultura espelha mais a sociedade atual do que a prática de alguns escolhidos geneticamente para representar o país como monocultura. Porém, o esporte participação necessita de um espelho, algo para mimetizar, e isso é oferecido pela espetacularização, por meio da sua beleza, da arte, da integração e da plasticidade. As imagens veiculadas ao esporte, bem como um aparato midiático de grande proporção, leva a alimentação do sentido da participação da prática, e quanto mais pessoas colocam o esporte no seu cotidiano, mais espetacularizado ele fica. Esse processo histórico complexo oferece uma pequena base para entender a esportivização da sociedade e como ela está presente na vida das pessoas, simbolizando competição, originalidade, beleza, frustração, vitória, reciprocidade ou alegria, tornando as relações sociais repletas de valores esportivos. Aspectos que devem ser pensados quando os relacionamos com a busca de qualidade de vida.

Outro ponto importante é pensar o fascínio do esporte derivado de aspectos que, de forma diversa, estamos habituados a experimentar e admirar nos espetáculos. O aspecto estético é um dos elementos na consolidação da popularidade do fenômeno esportivo. O esporte não é somente um "tema" e/ou "inspiração" para obras de artes, mas, também, é a própria manifestação artística, estabelecendo diálogos com outras linguagens.

A discussão sobre o grau de relacionamento entre o esporte e o espetáculo não é recente. Por exemplo, Pierre de

Coubertin, quando idealizou a recriação dos Jogos Olímpicos na modernidade, já os concebia não somente dedicados ao esporte, mas como festivais culturais em um sentido ampliado, tendo implementado concursos de poesias, de artes plásticas e mesmo de músicas. O esporte como espetáculo constrói valores; tornando-o mais que um objeto puramente estético, traz consigo o conteúdo ético. Dessa ética, o esporte pode ser veículo de educação. Demonstrado a inserção do esporte na sociedade e sua relação com as manifestações humanas, o esporte como manifestação de massa começa a ser objeto de discussão na pedagogia. Não demorando muito para ser veículo de ensino-aprendizagem, desde os próprios conteúdos ligados ao movimento até sentidos que os indivíduos dão à prática.

O esporte pode ser entendido como um campo de estudo composto de incontáveis formas de relações humanas, todas elas passíveis de serem examinadas pela ótica das orientações educacionais e dos valores morais. O esporte transmite valores em qualquer ambiente, por isso a importância para uma educação para prática esportiva e, ao mesmo tempo, uma educação do esporte enquanto fenômeno social. A primeira educação é a do gesto, da técnica, do controle emocional e dos princípios das ciências do esporte; a segunda, uma educação dos valores, da alteridade, da valorização da cooperação e da problematização do esporte de alto rendimento que é vinculado à mídia.

A relação do esporte com a educação não é recente; ela foi elaborada pela aristocracia inglesa no século XIX, entendida como uma espécie de *"escola de caráter"*, isto é, como uma prática que ajuda a formar os jovens dentro de princípios de hombridade e de comportamento civilizado, preparando-os para competirem entre si dentro de uma ordem instituída e inserida no grupo social delimitado. Graças ao sucesso do movimento olímpico, no século XX, o esporte tornou-se um elemento central da educação moral. Mas, a legitimação de uma *"ética esportiva"* não ficou restrita ao âmbito da escola, uma vez que o esporte se difundiu e se desenvolveu em outras instituições.

A educação consiste em transmitir normas de comportamento técnico-científico (instrução) e moral (formação do caráter) que podem ser compartilhadas por todos os membros da sociedade. Por isso, a educação deve ser entendida como inseparável de princípios éticos como igualdade, liberdade, justiça e felicidade, assim como da aceitação do direito às diferenças e da preservação da autonomia individual ou institucional. Podemos pensar a educação esportiva no ensino das modalidades, das técnicas, das táticas, da visão espacial, no estímulo das capacidades sensoriais, no desenvolvimento fisiológico, na busca pela saúde e manutenção da saúde pela prática reiterada no tempo.

O esporte, na sua origem, derivava de jogo e brincadeira. Eles eram parte da cultura, como expressão das tradições do sagrado ou do profano, consistindo em uma atividade essencialmente lúdica de caráter ritual. Pelas suas exigências, essas atividades celebravam o corpo, a força, a beleza e o mágico. Uma característica do esporte moderno é retirar o caráter ritual religioso do jogo e o transformar em algo secularizado, sem estruturar-se na religião, incorporando elementos racionais, como medidas, recordes e igualdade de chances.

A primeira aproximação possível entre o esporte e a promoção da saúde é recuperar os aspectos primeiros da gênese do esporte, que é o movimento lúdico e prazer trazendo para a sociedade contemporânea, desvinculando o esporte de rendimento máximo, para a prática do movimento lúdico com suas regras e estruturas, valorizadas pela mídia. O ritual esportivo e seu caráter essencialmente mágico, como os uniformes – a camisa da equipe –, as bandeiras, são exemplos de veneração que podem ser utilizados como meios de promoção da saúde, valorizando o esporte pela beleza do movimento.

A quantificação geralmente se faz acompanhar de dois outros fenômenos muito frequentes no mundo esportivo de alto rendimento que é a especialização – definição dos papéis a serem executados pelos atletas – e as estratégias – táticas de jogos cada vez mais formais, rígidas e calculistas, estes dois elementos visam, em última instância, um melhor desempenho dos atletas e das equipes nas competições. Essas características do esporte podem servir tanto para afastar dos cânones da qualidade de vida, como aproximar. A quantificação pode ser marca de desempenho ótimo, como parâmetro de envolvimento com a atividade e busca de resultados intrínsecos do praticante, para poder comparar no sentido de melhora da performance.

A introdução do uso de aparelhos tecnológicos confere mais racionalidade e precisão aos movimentos; esse processo pode levar tanto a uma exacerbação do culto exagerado ao corpo, ou também utilizar os aparelhos para promover o movimento pelo esporte. Exemplo disso é utilizar a tecnologia para adaptar a altura da tabela de basquete, ou mesmo criar formas de interação entre os praticantes de alguma modalidade. No surf, a utilização de pranchas com maior flutuabilidade e equipamentos de segurança para os iniciantes. Fica claro que se propõem à utilização do fenômeno esportivo como valorização do movimento, e a sistematização do movimento reiterado no tempo para a busca de um estilo de vida saudável. O rendimento não será a qualquer custo, mas utilizar as modalidades esportivas como ampliação das possibilidades de movimento. Consagrando o esporte como prática social que pode ser vista como parte da modernização do mundo ocidental, de seu processo civilizador, no sentido que lhe atribuiu Nobert Elias (1980).

COMENTÁRIOS SOCIOLÓGICOS DA CULTURA ALIMENTAR: A questão da alimentação no Brasil ganhou relevância acadêmica, principalmente após os estudos sobre a fome de Josué de Castro. A influência de Castro reverberou para outras áreas, como a das artes audiovisuais, consagrando filmes de Glauber Rocha com o Cinema Novo e a estética da fome, influenciando meios teatrais e musicais. Podemos recordar da tropicália, de Gilberto Gil e Caetano Veloso, bem como os sambas de protesto de Chico Buarque tratando do tema.

A estética da fome foi transformada pela estética do gordo; hoje, nos causa maior impacto a versão cinematográfica e documental de obesos mórbidos do que as cenas gritantes das crianças na Somália da década de 1990 durante os duros anos de guerra civil. Isso mostra que o conceito de alimentação e de preocupação alimentar é socialmente construído, bem como a estética do saudável. Será que nos acostumamos a visualizar as *"anoréxicas"* e *"bulímicas"* com as roupas da última moda, transformando o sentido do que é um corpo saudável?

Passados os estudos da fome e sua estética, bem como a transformação do saudável nas artes, o conceito de cultura alimentar ganha contornos muito mais complexos do que a presença ou ausência de alimentos. Fala-se hoje da segurança alimentar e nutricional como um direito humano que deve ser garantido pelo Estado. Implica a garantia de todos a alimentos básicos de qualidade e em quantidade suficiente, de modo permanente e sem comprometer o acesso a outras necessidades essenciais (COLLAÇO, 2003).

O conceito também prescreve práticas alimentares saudáveis, de modo a contribuir para uma existência digna em um contexto de desenvolvimento integral da pessoa humana. A essa definição somam- se outros aspectos como: a) soberania alimentar – frente aos fluxos de ampliação dos fast food pelo mundo que, por vezes, substituem as comidas típicas que possuem um valor nutricional historicamente construído e muitas vezes contêm nutrientes que se adaptam às particularidades regionais; b) a defesa da sustentabilidade do sistema agroalimentar, baseado no uso de tecnologias ecologicamente sustentáveis – utilização de recursos que agridam menos o meio ambiente, discutindo a questão da necessidade de produção de alimentos versus os problemas de distribuição e acesso; por fim, c) a questão da preservação da cultura alimentar – hoje se consolidam as comidas light como monocultura alimentar, a ideia é introduzir novos hábitos sem perder as características culturais, descobrindo os motivos daquele alimento e reconstruindo as necessidades populacionais.

Podemos aprofundar o tema de cultura alimentar ao discutir a importância dos *"sistemas alimentares"* como uma resposta à necessidade de se analisar a alimentação em função dos processos de produção e de consumo, assim como de todas as etapas intermediárias, no contexto da sociedade num sentido mais amplo (MESSER, 1995).

Fazendo uma rápida análise desse programa, podemos entendê-lo não como a redução da alimentação a números calóricos, mas contextualiza-lo dentro do universo maior do educar para se alimentar, conduzindo esse processo dentro de um contexto cultural particular, que vai desde a produção até o consumo do alimento (MINTZ, 2001). Trata-se, portanto, de considerar todos os determinantes do consumo alimentar a partir das relações estabelecidas entre os diferentes agentes sociais participantes da cadeia alimentar: produtores, distribuidores e consumidores. Dessa forma, as especificidades locais, inclusive culturais, também seriam levadas em conta no estudo dessas relações e na definição de estratégias no campo da alimentação.

Mesmo com as novas mudanças de hábitos, não podemos esquecer que o ato de comer é construído culturalmente, sempre foi mediado por regras dietéticas, cujas origens e finalidades são múltiplas e, muitas vezes, são elaboradas a partir de diversas formas de saber, como o conhecimento científico, o senso-comum e as religiões (CANESQUI,1988).

Nesse sentido, podemos compreender a cultura alimentar como um sistema simbólico, ou seja, um conjunto de mecanismos de controle, planos, receitas, regras e instruções que governam o comportamento humano quando o assunto é comer (BRANDÃO, 1981). Esses símbolos e significados são partilhados entre os membros do sistema cultural, assumindo um caráter público e, portanto, não individual ou privado.

A cultura alimentar é formulada, principalmente, por meio da atividade prática e do interesse utilitário (COLLAÇO, 2003). Atividade prática seria desde as condições objetivas para a produção do alimento até as possibilidades de adquiri-lo, seja pela troca através de moeda, seja pelas condições corpóreas para colher o alimento. O interesse utilitário é o valor simbólico que determinado agrupamento dá ao alimento. Portanto, a cultura alimentar é definida por meio das pressões materiais impostas pelo cotidiano e também pelo sistema simbólico, numa relação entre facilidade de adquirir o alimento versus o valor cultural que ele possui em determinada sociedade.

Para exemplificar a afirmativa acima, podemos apontar como exemplo os estudos (MINTZ, 2001) que abordam as mudanças alimentares em virtude da aquisição material e acesso aos bens. Grupos populacionais da Ásia e África que tiveram maiores condições financeiras ao longo do tempo foram paulatinamente substituindo sua base alimentar de tubérculos, para cereais e, posteriormente, incorporaram na sua dieta a carne.

Por isso é complicado apenas apontar as questões culturais e simbólicas como únicos componentes da cultura alimentar. Logicamente, a incorporação desses hábitos e dos alimentos adquiridos, a partir das facilidades materiais, foi culturalmente determinada de acordo com as tradições do lugar. Pode-se dizer que a dieta de uma determinada população relaciona-se com os símbolos compartilhados pelo grupo e suas condições materiais. Ou, utilizando os termos da qualidade de vida, a alimentação é uma relação direta entre as condições de vida (acesso) e estilo de vida (símbolos).

Podemos interpretar as regras que constituem o sistema simbólico como parte integrante do mundo das reações espontâneas, em que se constroem as regras e os hábitos alimentares mesmos. As regras que constituem o sistema simbólico são, em sua formulação, partes da construção racional do homem e possui uma nítida intenção de disciplinar o comportamento humano para a vida em comunidade.

À luz dessas afirmações, pode-se apontar que nossos hábitos alimentares fazem parte de um sistema cultural repleto de símbolos, significados e classificações, de modo que nenhum alimento está livre das associações culturais que a sociedade lhes atribui (LÉVI-STRAUSS, 1973). Nesse caminho, vale dizer que essas associações determinam aquilo que comemos e bebemos, o que é comestível e o que não é. Símbolos, significados, situações, comportamentos e imagens que envolvem a alimentação podem ser analisados como um sistema de comunicação, no sentido de que comunicam sobre a sociedade que se pretende analisar.

A construção da linguagem pelo alimento não é de difícil visualização: nos banquetes de Platão, o estar à mesa é tão importante quanto os Discursos do Amor Platônico; as feiras na Idade Média e hoje, em muitos locais do Brasil, são importantes pontos de encontro tanto para o comércio quanto para as festas; para a Religião Cristã, lembramos do milagre dos pães e da transformação do corpo de Cristo na Última Ceia, imortalizada no quadro de Leonardo Da Vinci. São pequenos exemplos de como há cultura e símbolos em torno do alimentar-se.

Outro aspecto da cultura alimentar refere-se àquilo que dá sentido às escolhas e aos hábitos alimentares: as identidades sociais. Sejam as escolhas modernas ou tradicionais, o comportamento relativo à comida liga- se diretamente ao sentido que conferimos a nós mesmos e à nossa identidade social. Desse modo, práticas alimentares revelam a cultura em que cada um está inserido, visto que comidas são associadas a povos em particular (COLLAÇO, 2003). Por exemplo, gafanhotos, na cultura urbana paulista, seriam insetos e nada mais que isso; serpentes são para ter medo, bem como os escorpiões, diferente do significado que esses insetos possuem na cultura alimentar da Ásia. Não é demais afirmar que aprendemos desde cedo a incorporar gostos, alimentos e tipos de comida, e este aprendizado, apesar de individual, insere-se no contexto cultural mais amplo. A comida e o comer assumem uma posição importante na construção das teias sociais de relacionamento de determinada comunidade, influenciando a vida cotidiana. Esse aprendizado, inserido em diferentes grupos sociais, determina a valoração dos diferentes alimentos, qualificando-os por sabor, gosto, estética e, muitas vezes, preço. Constrói-se, também, o momento particular de consumir determinado alimento, sequências de pratos, melhores receitas e dias específicos para comer esse ou aquele alimento.

Em cada data comemorativa, um prato em cada região do planeta é o mais indicado para se servir à mesa.

Essas questões de cultura alimentar são tão complexas que estudos de grupos sociais são feitos de forma longitudinais, analisando, inclusive, aspectos religiosos, considerados pelos antropólogos como importante aspecto de formação da cultura alimentar (SAHLINS, 1979). As grandes religiões monoteístas, por exemplo, sempre se preocuparam em seus livros sagrados em estabelecer tabus alimentares delimitando o que os seguidores podem ou não comer. Regras dietéticas estão presentes na

Bíblia, no Levítico e no Deuteronômio, classificando os animais em puros e impuros, permitidos ou proibidos para consumo. Assim, se fossemos da religião judaica, poderíamos comer animais que têm unha fendida dividida em duas e que ruminam, como boi, ovelha, cabra; mas não comeríamos aqueles que só apresentam uma dessas características, como camelo, lebre, porco, com unha fendida, mas que não são ruminantes. Essa lista segue com os que vivem na água, são comestíveis, aqueles com barbatanas e escamas, mas são imundos os que não têm essas duas características (TOPEL, 2003).

Discute-se se as proibições do consumo de determinados alimentos pretendem proteger o "organismo biológico" do indivíduo, por conter determinado nutriente ou defender o "organismo social" dos membros de determinado grupo religioso, fixando suas identidades em contraponto às identidades de participantes de outros grupos religiosos (SAHLINS, 1979). A resposta a essa questão é simples: tanto os alimentos tendem a proteger o indivíduo e seu bem-estar, quanto à comunidade. Marshal Sahlins discute o consumo de carne de porco pela religião judaica; apresenta tanto a dificuldade de digestão da carne, como a sua criação, dada a escassez de água e as impurezas próprias do animal. Essas regras dietéticas têm o caráter prático, fundado no conhecimento acerca das propriedades dos alimentos, como também fazem parte de um sistema simbólico mais amplo, ancorado na ideia de sagrado (LÉVI-STRAUSS, 1973).

Com o tempo, as vontades por determinados alimentos em detrimento de outros acabam por construir no grupo uma formação do gosto. O que se come afeta a maneira dos indivíduos conceberem e classificarem as qualidades do gosto, portanto, formar preferências pelos sabores (doce, amargo, salgado, picante etc.). Assim, a textura e o sabor constituem, em boa medida, o que é familiar nos alimentos e o que pode influir na aceitação de novos alimentos. As características visuais, como a cor, a forma e a aparência de conjunto, também afetam a aceitabilidade e as preferências alimentares, pois configuram aspectos do simbolismo alimentar (MINTZ, 2001). Sobre essa dimensão simbólica, Bourdieu (1983) afirma que as pessoas e os extratos sociais se distinguem pela maneira como as pessoas usam os bens materiais e simbólicos de uma sociedade de acordo com o acesso a esses bens, dando sentido ao mundo social. Por este motivo é tão importante compreender esses aspectos da cultura alimentar para construir formas de intervenção na dieta de determinada sociedade ou indivíduo.

Quanto à sociedade, sublinha-se a preocupação com o respeito e a preservação da cultura alimentar de cada povo. Nesse sentido, cada país deve ter condições de assegurar sua alimentação, sem que lhe seja imposto um padrão alimentar estranho às suas características e tradições. Essa concepção surge como uma reivindicação feita por grupos que percebem suas práticas alimentares ameaçadas pelos efeitos da globalização. Entre os efeitos nocivos, destaca-se a perda da soberania desses países em decidir o que produzir e comer. Também é denunciada a tendência global à massificação do gosto alimentar, observada a partir da preferência dos consumidores a produtos industrializados em detrimento dos produtos *in natura*. Quanto ao indivíduo, buscar dietas e formas de intervenção na alimentação de maneira a contemplar as características essenciais da sua cultura alimentar, principalmente quanto a preservação dos sentidos (olfato, tato, paladar e visão) que os alimentos possuem.

Portanto, o ato da busca, da escolha, do consumo e proibições do uso de certos alimentos dentre todos os grupos sociais é ditado por regras sociais diversas, carregadas de significados. Apreender a especificidade cultural dessas regras sociais, as quais precisam ser explicadas em cada contexto particular, é de extrema importância, pois o alimento constitui uma linguagem.

O alimento é uma forma do homem se expressar dentro de um contexto cultural particular, o preparar o alimento é carregado de ritual, traz consigo uma carga simbólica enorme, sendo fonte de sociabilidade e reciprocidade. Fazendo que as pessoas signifiquem e sintam pertencentes a determinado grupo através da comida. Vemos isto com certa frequência quando pessoas vão para um local, viajar ou morar, que possui hábito alimentar distinto, ou pior, não se encontra determinado alimento naquela localidade. Por vezes esse indivíduo se realiza quando o parente leva aquela farinha ou feijão. Se bem que o mundo globalizado deixa mais perto o alimento, ao mesmo tempo afasta a nostalgia do comer.

O caráter simbólico do alimento é importante, no entanto, não devemos nos esquecer da preocupação de construir em grupos populacionais amplos uma alimentação saudável. Esse conflito aparente entre hábito alimentar e saúde ao comer deve ser superado pela compreensão e adaptação das dietas e das vontades. È claro que essas questões são permeadas pelo poder aquisitivo dos segmentos sociais e por oscilações entre comer aquilo que é ditado pela nossa cultura e aquilo que é entendido como saudável. Por isso o esforço multidisciplinar em construir formas de intervenção na alimentação, preservando aquilo que são valores, daquilo que são modismos, do que faz sentido. Exatamente esta sensibilidade que devemos construir quando o assunto é intervenção na cultura alimentar.

A EDUCAÇÃO NUTRICIONAL DESDE A ÓTICA DE PIERRE BOURDIEU: A estruturação de propostas de ação em educação nutricional requer uma reflexão inicial a respeito dos fatores que interferem na percepção de qualidade de vida dos sujeitos, além de questões ligadas às suas condições socioeconômicas e culturais. Tais fatores exercem influência sobre as condições de acesso ao alimento, as formas de apreciá-lo, compreendê-lo e inseri-lo em seu estilo de vida.

A educação nutricional pode colaborar para que os indivíduos analisem suas práticas e, a partir disso, tomem decisões. Tal processo de mudança de hábitos deve agregar conhecimentos ligados ao campo da Educação e das Ciências Sociais, para que esteja inserido em um contexto político-social adequado de promoção da saúde e qualidade de vida. Há uma diferença fundamental entre um sujeito social que adota hábitos prejudiciais à saúde por falta de informações e alternativas, e o sujeito que prefere esse tipo de conduta por outros fatores como privilegiar, por exemplo, uma experiência que ele considera prazerosa. A educação nutricional, como é característica do campo das intervenções em qualidade de vida, procura divulgar informação e disponibilizar recursos para a mudança de hábitos pessoais a partir de um processo de conscientização, respeitando sempre a autonomia e responsabilidade de cada um.

A educação nutricional é útil e necessária também, porque, embora haja desigualdade entre classes sociais na distribuição de alimentos, a má alimentação não é problema apenas dos pobres. Os ricos também apresentam tal quadro, não por impossibilidade de acesso, mas por hábitos não-saudáveis presentes em seu estilo de vida. Pelo fato de a qualidade de vida relacionar-se com a satisfação e cultura individual, e se apoiar nos padrões do que determinada sociedade considera como boa vida, é preciso considerar tanto os aspectos objetivos quanto os subjetivos que a permeiam e delimitam. Os fatores objetivos lidam com questões referentes às condições e modo de vida dos sujeitos, enquanto que os aspectos subjetivos delimitam-se através do estilo de vida dos mesmos que, segundo Bourdieu (1983), se caracterizam como ações individuais que refletem os hábitos e a carga cultural do sujeito, e que interferem diretamente em sua vida. Nesse sentido, para qualquer análise relativa à percepção de qualidade de vida se faz necessário considerar questões sociais que ditam possibilidades de ação dos agentes (fatores objetivos), e as escolhas que eles fizeram, de fato, para suas próprias vidas (fatores subjetivos). Por isso, é possível afirmar que padrões alimentares são determinados por questões que incluem, além de educação orientada para uma nutrição adequada, fatores socioeconômicos, ecológicos e culturais. E com base nessas premissas, a educação nutricional precisa considerar questões ligadas tanto à condição e modo de vida, quanto à cultura alimentar e as escolhas feitas pelo próprio sujeito.

Na busca por referencial teórico que investigue a relação entre aspectos objetivos e subjetivos, entre condição e estilo de vida, segue uma abreviada apresentação da obra de Pierre Bourdieu. Este sociólogo francês baseou-se na busca por categorias universais referentes às relações sociais, que permitissem a análise de diversos grupos, em diversas situações, considerando a inter-relação entre fatores objetivos, determinados pelo espaço social, e o poder de escolha e tomada de decisão por parte do sujeito.

Na sociedade capitalista, as desigualdades sociais se mostram aparentes. O ato de comer não é uma simples luta pela sobrevivência, mas também um ato social que incorpora uma dimensão de diferenciação social. Comer não satisfaz apenas a necessidade biológica, mas preenche também funções simbólicas e sociais. Esse caráter simbólico se diferencia com a idade, situação social e outras variáveis (RAMALHO; SAUNDERS, 2000). Se comer é uma necessidade vital, o quê, quando e com quem comer são aspectos que fazem parte de um sistema que implica atribuição de significados ao ato de se alimentar (MACIEL, 2005).

Pode-se notar, em estudos relacionados a hábitos alimentares de diferentes classes sociais, que existem diferenças quanto ao acesso, à percepção, à preparação, à apreciação e à valorização dos alimentos entre diferentes agentes sociais. Tais variações dependem de seus hábitos e sua identidade social como grupo.

Nesse aspecto, a comida, ou ainda o ato de alimentar-se, se transforma num ato simbólico. Existem cozinhas diferenciadas, maneiras culturalmente estabelecidas, codificadas e reconhecidas de se alimentar, nas quais os pratos são elementos constitutivos de uma identidade. A cozinha de um grupo é forjada na sua tradição, como afirmado no item anterior. Assim, deve-se levar em conta o processo histórico-cultural específico de cada existência. A culinária, ou as formas de se alimentar de um grupo social específico, torna-se uma forma de identidade. É possível, assim, pensar os sistemas alimentares como sistemas simbólicos em que códigos sociais estão presentes, atuando no estabelecimento de relações dos homens entre si e com a natureza.

Se hábitos alimentares obedecem a um código simbólico, é fundamental uma compreensão, por parte de profissionais da saúde, das especificidades que permeiam a dimensão simbólica dos grupos.

Partindo do pressuposto de que existe desigualdade no acesso aos alimentos, o alcance da possibilidade de escolha em relação ao quê, onde, quando, como e com quem comer, pode ser representado como a posse de um capital simbólico pelo agente. Ou seja, a aquisição de um reconhecimento social de que ele tem condições socioeconômicas que o diferenciam de outros e que lhe permitem circular em determinadas esferas da sociedade. Ao mesmo tempo em que esse capital ilustra ascensão social do sujeito, também é uma porta para o aumento de seu capital social.

A partir do momento que possuir um capital simbólico específico posiciona determinado agente num estágio privilegiado dentro de seu grupo, o acesso a certos tipos de alimentos e, principalmente, ao capital cultural necessário para apreciá-los, faz dos possuidores de tais aspectos, sujeitos diferenciados socialmente.

Dessa forma, com base na obra e nos conceitos de Pierre Bourdieu, pode-se afirmar que a boa alimentação pode vir a se tornar um capital simbólico importante na sociedade capitalista, desde que os hábitos associados à busca por boa saúde se relacionem positivamente com a facilitação para encontros sociais e o status quo, proporcionada por aspectos como ascensão econômica, cultural política ou social. Nesse mesmo sentido, parece importante não associar o ato de alimentar-se corretamente com valores contrários, como dificuldade de interação social, esquisitice, arrogância e desagregação.

Parece importante que os programas de educação nutricional levem em conta o que é compreendido, em cada grupo social, por alimentar-se bem. Ou seja, a dimensão social do ato de se alimentar traduz um capital simbólico, facilitador da aquisição de capital social e que expõe a posse de capital econômico. O alimento bom ou ruim é determinado, também, socialmente.

Existem diferenças quanto à expectativa do sujeito frente a seu alimento. Classes sociais menos privilegiadas têm a necessidade de sentir-se com a barriga cheia, e por isso, somado à condição econômica desfavorável, recorrem a alimentos tidos como *"pesados"*, gordurosos, que compõem o prato principal (o arroz com feijão), enquanto que classes mais abastadas buscam alimentos mais leves, complementares, como misturas (peixes, legumes, frutas) (DANIEL; CRAVO, 2005).

Tais considerações demonstram que, na aplicação de programas de educação nutricional, se faz necessário considerar como se traduz o capital simbólico específico daquela estrutura e daquele espaço social, para, a partir daí, estabelecer metas e planos de ação. Talvez não seja possível afirmar que existe um campo nutricional (com base no conceito de campo de Bourdieu), mas pode-se afirmar que se trata de um subcampo de um espaço social maior, o campo econômico, com suas diferenças socioculturais. Isso é possível, visto que o capital simbólico relativo ao alimentar-se constitui uma das inúmeras formas de diferenciação social desse espaço.

A tentativa de ensinar pessoas a melhorar seus hábitos alimentares só vai atingir seu objetivo se fizer sentido para os agentes, em seu espaço social. Ou seja, não basta dizer ao sujeito que ele deve se alimentar de maneira correta se isso demandar a adoção de hábitos alimentares pouco valorizados em seu meio, ou que não sejam de fácil acesso. Transformar o hábito alimentar dos sujeitos e, mais do que isso, fazer com que outras formas de alimento sejam valorizadas e aceitas como capital simbólico, é, com certeza, um caminho difícil. A percepção da dimensão simbólica, nos termos apresentados por Bourdieu, dos hábitos alimentares arraigados no grupo, parece um elemento importante pra facilitar essa transformação, ou pelo menos para não torná-la mais difícil ainda.

Deve-se considerar, para pensar a educação nutricional, duas esferas importantes. A primeira, compreender que a mudança de hábitos, ou seja, de estilos de vida, é diretamente dependente da melhoria de condições de vida. Ou seja, um sujeito só pode adotar certos hábitos se o acesso a eles lhe for garantido ou facilitado. Portanto, não basta centrar esforços apenas no sentido de conscientizar os sujeitos acerca dos benefícios de uma boa alimentação. Muitas vezes, principalmente no caso de esferas sociais menos privilegiadas, é necessário adotar programas de políticas públicas que facilitem e aumentem as possibilidades de escolhas de alimentos para o dia-a-dia desses sujeitos, evitando, inclusive, a culpabilização da vítima por suas escolhas, conforme apontado no item *"Qualidade de vida: uma área de conhecimento em processo de definição"*. Afinal, na sociedade capitalista o alimento é mercadoria e só pode ser obtido na troca por dinheiro.

A segunda esfera diz respeito à compreensão dos diferentes hábitos e seu caráter de estrutura estruturante. Nisso se inclui que o capital simbólico, caracterizado pelo ato de se alimentar de determinada maneira, só faz sentido e tem valor se o grupo social específico assim o reconhece. Portanto, é necessário não apenas inserir novos conceitos de alimentação saudável, mas transformar paradigmas. Fazer com que o reconhecido e valorizado em determinado grupo social seja algo próximo do que se tem como ideal e objetivo no programa de educação nutricional.

Os agentes valorizarão e buscarão a aquisição de certo capital se este lhe fizer sentido e lhe trouxer reconhecimento. Ou seja, antes de inculcar novos hábitos no estilo de vida do sujeito, é preciso que toda sua compreensão quanto à alimentação, e de seu grupo social também sejam modificadas, para que certos hábitos sejam almejados por eles. Portanto, a questão da educação nutricional parece passar também por tentar estabelecer esforços tanto objetivos (na melhoria de condições de vida e na transformação de paradigmas), quanto subjetivos (na transformação de hábitos presentes no estilo de vida do sujeito e na percepção do que é reconhecido como valioso no meio social), para que intervenções tenham sucesso não somente como "doutrinas da boa alimentação", mas como formas verdadeiras e eficientes de transformação social e promoção da saúde.

GESTÃO E QUALIDADE DE VIDA NA EMPRESA: Um pequeno histórico da relação entre qualidade de vida e o desenvolvimento da empresa mostra que há uma ligação entre a procura da qualidade dos produtos, das técnicas e tecnologias e a melhoria do ambiente de trabalho. Com novos maquinários, foi possível preservar a saúde do trabalhador, principalmente dos acidentes de trabalho, e, com a melhoria das técnicas de produção, propiciou-se a limpeza do ambiente, um dos requisitos para a qualidade dos produtos. Para ocorrer a qualidade dos produtos e da produtividade foi necessária a criação de novas técnicas e de procedimentos que interferissem na própria estrutura empresarial, como a diminuição dos empregados e qualificação dos trabalhadores, propiciando, para quem permanece na empresa, meios mais especializados de trabalho, já que com o desenvolvimento tecnológico, as profissões repetitivas tendem a extinguir-se.

Para melhorar a produção, foi necessária uma reestruturação no ambiente de trabalho. A própria saúde do trabalhador afeta diretamente na qualidade do serviço. Pois a rotatividade é negativa dentro da empresa, principalmente na linha de produção. Essa nova visão empresarial mudou o rumo do conceito de trabalho, de segurança e de higiene dentro das fábricas. Posteriormente, os avanços tornaram-se significativos, tanto em países desenvolvidos como subdesenvolvidos; todo este processo levou à preocupação com a responsabilidade social e à criação de selos de qualidade para serviços, produtos e clientes, como a criação do ISO's; do SA 8000 e OHAS 18001.

A responsabilidade social, em linhas gerais, é uma forma de conduzir os negócios da empresa de tal maneira que a torne parceira e corresponsável pelo desenvolvimento social. A empresa socialmente responsável é aquela que possui a capacidade de ouvir os interesses das diferentes partes (acionistas, funcionários, prestadores de serviços, fornecedores, consumidores, comunidade, governo e meio ambiente) e conseguir incorporá-los nos planejamentos de suas atividades, buscando atender às demandas de todos e não apenas dos acionistas ou proprietários.

O SA 8000 é uma norma internacional, Social Accountability International, que discute as questões diretamente da qualidade de vida do trabalhador como o trabalho infantil, forçado, a saúde e a segurança, a liberdade de associação e o direito à negociação coletiva, a discriminação e o horário de trabalho. A ISO indica a qualidade dos produtos, serviços e dos meios de produção, a partir de selos. E, por último, OHAS 18001 preocupa- se com a saúde ocupacional do trabalhador.

Esse sistema de selos funciona, principalmente, devido ao mundo globalizado, em que as empresas não ficam restritas somente ao seu universo cultural, mas, para a exportação de produtos no mercado internacional devem se preocupar com os selos de qualidade dos produtos e serviços, e agora, com a responsabilidade social, há a exigência dos consumidores com a saúde do trabalhador. Existe a reivindicação dos consumidores que exigem o certificado para compra de tais produtos, fornecedores ou mesmo países preocupados com a responsabilidade social, levando as empresas nacionais a inserir-se nesse sistema. As empresas nacionais devem procurar alternativas e rumos da qualidade de vida na empresa, trilhando novos caminhos, pensamentos e, principalmente, resolver alguns dos problemas substanciais da qualidade de vida do trabalhador brasileiro. O debate torna ainda mais interessante se revermos as discussões internacionais a partir do referencial local, isto é, procurar absorver criticamente os preceitos estrangeiros colocando as nossas particularidades e problemas característicos.

Algumas mudanças já estão em processo, como os antigos ambientes insalubres que foram modificados por locais limpos, higiênicos e saudáveis, os funcionários da produção trocarem os seus famosos macacões por roupas brancas, a substituição de todo maquinário antigo por novos e mais mecanizados que protegem a vida do funcionário dos acidentes de trabalho. Esse é o novo universo das grandes corporações que, em um futuro próximo, serão exigências às médias e pequenas empresas nacionais.

Posterior ao movimento de higienização do ambiente de trabalho, que foi a preocupação governamental em vários campos, como saneamento básico, asfaltamento, fechamento de córregos, e, também, nas empresas, com locais claros, secos e com temperaturas saudáveis, houve uma reestruturação no conceito lazer, antes ligado à ociosidade – caracteristicamente negativa ao trabalho e trabalhador –, agora chamado: *"Qualidade de vida do trabalhador"*. Pois, como o descanso e o repouso são privilegiados no lazer, ele pode ser analisado à luz da qualidade de vida na empresa. Hoje, o lazer criou uma dimensão que o senso comum o pensa como algo sem uma ligação direta com as corporações industriais, mas, num passado próximo, o lazer foi parte desse processo de qualidade de vida e preocupação com a saúde do trabalhador ou, como preferirem, da diminuição do estresse físico.

Percebeu-se que era necessário repouso e descanso depois de um dia estafante no trabalho.

O próximo passo das empresas foi a inserção da ginástica laboral, sendo uma outra resposta à qualidade de vida na empresa. Em outras palavras, há uma preocupação com este estresse físico no próprio trabalho. Percebeu-se que o tempo de descanso, de lazer não era suficiente para a saúde do funcionário, que eram necessários momentos inseridos no ambiente de trabalho que propiciassem um descanso direcionado. Os benefícios são inúmeros, como prevenção da lesão por esforço repetitivo, relaxamento, aliviamento das tensões, propiciar descanso e sociabilidade. A ginástica laboral se especializa no tipo de atividade exercida pelo trabalhador e no tipo de estresse físico encontrado nesse trabalho, tendo um nicho muito claro de atuação.

Agora o novo desafio deste século, na gestão dos recursos humanos e na preocupação da qualidade de vida na empresa, é com o estresse psíquico; para muitos, esta é a nova enfermidade da modernidade. Cabe uma reflexão para atentarmos a esse problema.

O estresse psíquico está intimamente relacionado com o grau de responsabilidade que o indivíduo está submetido durante um tempo ininterruptamente; não há um tempo predeterminado, pois é muito pessoal a quantidade de horas, dias, meses ou anos que alguém consegue suportar estando sob algum tipo de pressão psíquica. Por ser muito subjetivo e muito vago, o estresse psíquico é uma discussão pouco palpável se compararmos com a lesão por esforço repetitivo e dores corporais, que sabemos o músculo exato e temos técnicas avançadas e comprovadas que resolvam esse problema. Já no estresse psíquico, não há consenso sob o que o desencadeia, como resolver o problema e, principalmente, como evitá-lo; esse é o grande foco da qualidade de vida: como prevenir o estresse psíquico.

De modo geral, ocorre o estresse em duas ocasiões. Primeiro, quando o indivíduo tem que se adaptar a um estímulo externo ou interno, exigindo intensa participação emocional e persistência contínua. Nesse caso, há um esgotamento por falência adaptativa devido aos esforços (emocionais) para superar uma situação persistente. Em segundo lugar, quando a pessoa não dispõe de uma estabilidade emocional suficientemente adequada para adaptar-se a estímulos não tão traumáticos. Isso quer dizer que a pessoa sucumbiria emocionalmente a situações não tão agressivas a outras pessoas colocadas na mesma situação.

Uma possível tese do estresse psíquico no trabalho é vinculada aos avanços das tecnologias, esta com mais velocidade do que a capacidade de adaptação dos trabalhadores. Os profissionais vivem hoje sob contínua tensão, não só no ambiente de trabalho, como também na vida em geral. Há, portanto, uma ampla área da vida moderna em que se misturam os estresses do trabalho e da vida cotidiana. A pessoa, além das habituais responsabilidades ocupacionais, da alta competitividade exigida pelas empresas, das necessidades de aprendizado constante, tem que lidar com o estresse normal da vida em sociedade. É bem possível que todos esses novos desafios superem os limites adaptativos levando ao estresse.

No ambiente de trabalho, os estímulos estressantes são muitos. Podemos experimentar ansiedade diante de desentendimentos com colegas, da sobrecarga, da corrida contra o tempo, da insatisfação salarial. A desorganização no ambiente ocupacional põe em risco a ordem e a capacidade do trabalhador. As consequências desse estresse do trabalho são fatores significativos na determinação de certas doenças. Geralmente, as condições pioram quando não há clareza nas regras, normas e tarefas que deve desempenhar cada um dos trabalhadores, assim como os ambientes insalubres, a falta de ferramentas adequadas.

Os desgastes emocionais a que pessoas são submetidas nas relações com o trabalho são fatores muito significativos na determinação de transtornos relacionados ao estresse, como é o caso das depressões, ansiedade patológica, pânico, fobias, doenças psicossomáticas. Tanto o operário como o executivo podem apresentar alterações diante dos agentes estressantes. A pessoa com estresse ocupacional não responde à demanda do trabalho e geralmente se encontra irritável e deprimida. Por causa das normas e regras sociais, as pessoas acabam ficando prisioneiras do politicamente correto, obrigadas a aparentar um comportamento emocional ou motor incongruente com seus reais sentimentos de agressão ou medo.

O estresse pode ser entendido como um estado de desequilíbrio da pessoa que se instala quando ela é submetida a uma série de tensões suficientemente fortes ou suficientemente persistentes.

Fatores relacionados ao serviço também contribuem para a pessoa manter-se estressada, como é o caso da sensação de insegurança no emprego, sensação de fracasso profissional, pressão. Isso tudo sem contar os fatores internos que a pessoa traz para o emprego, tais como seus conflitos, suas frustrações, suas desavenças conjugais, etc. O extremo oposto, ou seja, ter uma vida sem motivações, sem projetos, sem mudanças na ocupação ao longo de muitos anos, sem perspectivas de crescimento profissional, assim como passar por período de desocupação no emprego também pode provocar o mesmo desenlace do estresse.

Não devemos privilegiar apenas as razões emocionais em relação ao estresse, por ser este uma alteração global do organismo. Aqui deve ser considerado o conforto térmico, acústico, as horas trabalhadas ininterruptamente, a exigência física, postural ou sensorial e outros elementos associados ao desempenho profissional. Ambientes ruins, em termos de temperatura, umidade do ar e contato com agentes agressivos à saúde fazem parte da exigência física a que alguns trabalhadores estão submetidos.

O quadro evolutivo de estresse físico tem quatro níveis de manifestação:

1º. NÍVEL	2º. NÍVEL	3º. NÍVEL	4º. NÍVEL
Falta de vontade, ânimo ou prazer de ir a trabalhar. Dores nas costas, pescoço e coluna. Diante da pergunta o que você tem? normalmente a resposta é "não sei, não me sinto bem"	Deteriorar o relacionamento com outros. Pode haver uma sensação de perseguição ("todos estão contra mim"), aumenta o absenteísmo e a rotatividade de empregos.	Diminuição notável da capacidade ocupacional. Podem começar a aparecer doenças psicossomáticas, Automedicação. Neste nível tem se verificado também um aumento da ingestão alcoólica.	Alcoolismo, drogadicção, ideias ou Tentativas de suicídio. Durante esta etapa ou antes dela, nos períodos prévios, o ideal e afastar-se do trabalho.

Jürgen Habermas (1987), filósofo alemão contemporâneo que escreveu a Teoria da Ação Comunicativa, discute a sociedade através de dois pilares. O primeiro é o Sistema, que é dividido pelo Sistema Poder – sujeição à coerção do Estado como meio de preservação do coletivo – e Sistema Moeda – sujeição dos homens aos mecanismos do trabalho e das empresas, se justifica pelo mundo do trabalho para aquisição de bens e manutenção da vida. O segundo pilar é o Mundo da Vida – ambiente de troca de ideias, em que as pessoas convivem sem coações, medos ou insegurança, local onde a vida pulsa, espaço das relações intersubjetivas.

Quando os homens estão inseridos em um dos dois pilares, eles agem conforme dois preceitos distintos: no Sistema

Poder e Moeda, as ações dos homens são estratégicas, isto é, o agir estratégico é uma ação que tem como princípio o poder, é uma relação de desiguais em que um detém o poder sobre o outro, como a relação do réu com as leis do Estado ou o funcionário com seu chefe; nesses momentos, as ações humanas estão permeadas pelo agir estratégico. Por outro lado, no Mundo da Vida, as ações são permeadas pelo agir comunicativo; nele, as ações procuram a verdade sem coações, medo ou insegurança, é uma relação entre iguais, em que as pessoas colocam-se para entender o outro na busca de consenso como, por exemplo, em momentos de lazer ou em conversa com um amigo; nesses momentos, somos permeados por ações comunicativas.

Norbert Elias, sociólogo inglês contemporâneo, discutiu o processo civilizador. Ele aponta que existe um desenvolvimento amplo na civilização, que parte desde posturas positivas do bem viver às questões mais complexas como mudança nas relações sociais e entendimento do ser humano. Para ocorrer esse processo de civilização, os homens sublimam toda a sua agressão, trocando-a por um autocontrole que tem como característica principal a evolução social. No processo civilizador, Elias procura construir a gênese do comportamento e das ações, a partir de componentes racionais, mas sempre atento às manifestações psicológicas e fisiológicas. De maneira geral, nas sociedades que adotam elevadas normas de civilização, graças a um estrito controle da violência física por parte do Estado, as tensões pessoais resultantes levam a uma sensação de tensão e estresse. Para Elias, o autocontrole é constitutivo da natureza do ser humano, e, portanto, não leva necessariamente a manifestações de neuroses ou patologias.

Para Habermas, o estresse psíquico relaciona-se com o Sistema Poder e Moeda, isto é, com o mundo do trabalho e a coerção do Estado, seja ele qual for, faxineiro ou burocrata. O trabalho se caracteriza pela égide do agir estratégico; segundo Habermas, no mundo do trabalho, que chamaremos a partir de agora de Sistema Poder e Moeda, as pessoas agem sempre de forma a manter-se no poder, no cargo, na função, e para isso mentem, trapaceiam, *"engolem sapo"* e principalmente sublimam toda a sua agressão, trocando-a por um sorriso propaganda, um *"sim senhor"* para o chefe, um obrigado para o fornecedor ou um *"volte sempre"* para o cliente. Essa relação mecanizada de autocontrole, típico da evolução social, leva ao estresse psíquico.

Na ação estratégica, não é permitido agir segundo suas vontades, mas de acordo com a vontade do Sistema Poder e Moeda, com os preceitos capitalistas de acordos, datas e concorrência, seja para entrega de um trabalho ou para execução de uma tarefa. Há também a pressão do desemprego estrutural, levando a baixos salários e ao medo do desemprego – este também é outro fator. Essa repressão velada leva a um acúmulo de tensões e esse acúmulo gera o estresse psíquico.

Não se trata aqui de negar a importância do autocontrole para a evolução social. Nobert Elias, no processo civilizador, apresenta justamente o autocontrole, repressão das pulsões e das vontades como mecanismos de civilização. Não é este autocontrole que estamos aludindo, porque o autocontrole de Elias refere-se a uma melhoria e reciprocidade para todos os pares. O autocontrole do agir estratégico habermasiano é se sujeitar ao poder do outro, não somente ao poder do Estado discutido em Weber, mas ao poder individual ou coletivo exercido pela moeda e pela posição social; em outras palavras, é o autocontrole do subalterno para não ficar desempregado ou àquele que almeja uma promoção.

Além deste autocontrole estratégico, podemos também apontar o estresse psíquico de resolução de problemas ligados ao sistema financeiro. Como o sistema é regido pelo agir estratégico, mesmo os grandes executivos estão sob uma pressão psicológica muito grande, justamente por saberem que o sistema conspira contra todos, a mentira é utilizada para ganhar sempre, conseguir alianças e melhores posições. O estresse psíquico do executivo é desencadeado pela própria estrutura estratégica criada pela empresa no sistema produtivo.

Avaliado o problema, percebemos que as mudanças são mais estruturais do que conjunturais. Segundo Habermas, o agir estratégico é próprio e intrínseco ao Sistema Poder e Moeda, difícil de ser amenizado; porém, leituras menos ortodoxas podem ser feitas, como exemplo Gutierrez, que discute as formas de minimizar os efeitos do agir estratégico dentro da empresa. Para Gutierrez, as empresas deveriam propiciar o agir comunicativo dentro das relações de trabalho. Na teoria habermasiana, as ações comunicativas privilegiam a verdade, a comunicação e a troca de ideias sem coação, sem medo e com a possibilidade de todos os presentes darem sua opinião, mesmo que seja desfavorável ao argumento do outro. O agir comunicativo é a forma expressa de linguagem no sentido mais puro que a comunicação pode ter, isto é, poder de voz a todos, sem hierarquia, sem posições privilegiadas, apenas a fala no sentido de elucidação e não do convencimento. O agir comunicativo encontra-se no Mundo da Vida, que é caracterizado pelo mundo das relações sociais: na família, no jogo, no churrasco, no ambiente ligado á cultura, na troca de ideias, sem a repressão do Sistema Poder e Moeda; enfim, onde as pessoas criam e recriam seu ambiente cultural. Nesse sentido, a redução do estresse psíquico está diretamente relacionada à mudança de perspectiva na relação empresa e profissionais, em que devemos conter o agir estratégico e valorizar o agir comunicativo.

Alguns exemplos notáveis já são encontrados nas empresas, como a flexibilidade de horários ou possibilidade de trabalho em casa, que se aproxima de ambientes menos estressantes, convivendo com a família; não valorizar funcionários pelegos que alimentam a discórdia e a desconfiança dos companheiros, funcionários estes que ampliam a ação estratégica;

promover espaços coletivos onde a família do empregado possa participar, criando outros vínculos além do burocrático, espaços comunicativos na empresa como o clube para os funcionários ou as festas; pequenas pausas durante o trabalho com atividades não dirigidas; ter uma relação sadia com os funcionários, tratando-os com respeito e dignidade; minimizar a hierarquia e cargos figurativos; ter uma política clara da empresa quanto aos direitos e deveres do trabalhador e do empregador.

Esses são alguns pontos que podem facilitar a entrada do agir comunicativo dentro da empresa, diminuindo a função do agir estratégico. Claro que não existe consenso quanto a essas alternativas, mas não podemos negar que várias das colocações apresentadas não são nenhuma novidade, são discussões correntes.

O diferencial dessa discussão, porém, é o referencial habermasiano, ao admitir que o estresse psíquico está relacionado não ao tipo de atividade exercida, mas a toda uma estrutura criada no Sistema Poder e Moeda. Hoje sabemos que o estresse psíquico está relacionado a esse medo, à insegurança e ao autocontrole estratégico. Sabemos que o próprio sistema cria esse mecanismo de diferenciação. Outra visão possível desse tema é discutir a qualidade de vida na empresa pelo pressuposto de Elias; podemos pensar que o processo civilizador na fábrica apresenta uma evolução nas relações humanas, uma mudança na preocupação com os funcionários, uma humanização do espaço de trabalho. Ocorreu um processo civilizador nas corporações industriais, por isso a ginástica laboral, os clubes empresas e a preocupação com a família do empregado. Todos esses elementos são parte da evolução social e da melhoria da qualidade de vida em todos os ambientes, trazendo o agir comunicativo em locais anteriormente dominados pelo agir estratégico.

Ações que possibilitam a qualidade de vida e ajudam a minorar o estresse psíquico são vinculadas ao agir comunicativo e ao autocontrole, sairão na frente, na ampliação de novos serviços que promovam qualidade de vida, aqueles que não somente têm o entendimento do mundo do trabalho, mas aquele que conhece o Mundo da Vida, das relações, das artes, da cultura, onde os seres se sensibilizam e onde a vida pulsa. Quem conseguir trazer estes elementos dará um grande passo na construção de meios que previnam o estresse psíquico.

Conquistar no ambiente de trabalho posturas menos agressivas, promover o debate e o conhecimento dos desejos do detentor do capital e dos trabalhadores, criar meios de comunicação sem restrições na empresa e, principalmente, não exercer qualquer tipo de coação são ações que terão efeitos positivos na qualidade dos produtos e na vida do trabalhador.

Podemos ir mais além, discutindo o papel da sociedade na valorização do mundo do trabalho, do ganhar sempre, de afastar pressupostos éticos positivos, de esquecer os princípios morais e educativos que regem o bem viver. Nessa transformação, não cabe apenas à empresa, mas a todos os ambientes e pessoas que valorizam Sistema Poder e Dinheiro, como: escola, parque de diversão, cinema, compras, relações sociais. Em todos esses ambientes, o agir estratégico é valorizado e por isso a transformação será lenta e gradual.

PATOLOGIAS SOCIAIS E QUALIDADE DE VIDA NA SOCIEDADE MODERNA: As patologias sociais têm afetado tanto a qualidade de vida dos cidadãos como as doenças comuns. Entendamos como patologias sociais os processos de adoecimento que têm origem na rotina ou o modo de vida da população. Podemos qualificar como patologia social todos os Transtornos Mentais Comuns (TMC), como o estresse, por exemplo, que pode ser decorrente de uma determinada condição de vida e/ou estilo de vida. Assim como as mais diversas formas de depressão. Outros transtornos menos identificáveis são alguns dos ataques cardiovasculares e a obesidade.

Dada essa constatação, surge uma contradição inerente aos processos de diagnóstico e proposta de tratamentos, porque, se parte significativa dos problemas identificados como patologias, hoje, é oriunda do comportamento social e/ou da vida em grandes cidades, esta origem – o mal combatível – não está em determinantes fisiológicos, mas na falta de qualidade de vida. Portanto, quando a população em geral procura um médico com sintomas decorrentes de problemas que surgem devido a rotinas exaustivas, recorrentemente as respostas são fisiológicas, com tratamentos bioquímicos. Ou seja, o tratamento baseado em remédios agride os sintomas dos problemas apresentados, mas não arremata suas causas que têm origens sociais e não somente biológicas.

Publicações na área médica associam os problemas de saúde decorrentes do comportamento social. Ludemir (2008) discute a correlação entre desemprego, informalidade e agravamento das TMCs:

Alguns autores sugerem que, para a saúde mental, os efeitos das dificuldades crônicas são mais importantes que os eventos vitais produtores de estresse. No entanto, Weich e Lewis (1998) encontraram resultados opostos e as dificuldades financeiras no momento das entrevistas mostraram-se associadas com a incidência e a prevalência dos TMC, enquanto a pobreza esteve apenas associada à manutenção dos episódios. Para Lewis (1996) e Wilkinson (1996), a falta de dinheiro pode levar ao estresse e à insegurança, mecanismos psicológicos causadores dos TMC. Wilkinson (1997) sugere, no entanto, que pelo menos nos países desenvolvidos, as desigualdades de renda (pobreza relativa) comprometem mais a saúde do que as precárias condições de vida (pobreza absoluta), afirmando também que a tomada de consciência sobre as desigualdades socioeconômicas afeta a saúde mental (LUDEMIR, 2008, p. 454).

Hoje, com o avanço da medicina social, já é possível defender que o TMC tem origem social. Será que é plausível, também, levantar a hipótese de que outras patologias consideradas clínicas são de ordem sociológica? A pergunta que nos estimula se resume na seguinte sentença: por que tratar doenças ligadas à qualidade de vida com medicamentos, se o problema está no cotidiano, na forma de encaminhar a qualidade de vida, nas dificuldades de relacionamento? Se o problema é social, porque a resposta deve ser fisiológica?

Um caso paradigmático poderá elucidar essas questões suscitadas.

Existe relação entre o aumento do uso de antidepressivos e infartos? Será que antidepressivo provoca infarto? A resposta pode simplesmente ser: o antidepressivo combate os sintomas dos problemas que o estresse e o efeito da pressão cotidiana descarregam nas pessoas e, ao *"mascarar"* sintomas, temos que esses efeitos acabam perdendo seu aspecto de processo de desenvolvimento de uma patologia e sobrecarregam o corpo até que entre em blackout.

Os médicos poderiam reagir, afirmando que não existem dados que associem o uso de antidepressivos ao infarto, por exemplo. Mas não é absurdo relacionar que existe uma correlação entre o uso de antidepressivo e infarto, sendo que ambos podem ter uma mesma origem: quando se trata de um problema de ordem rotineira que sobrecarrega o sistema nervoso e se combate com antidepressivo, remedia-se os sintomas do problema e não seu fator detonador. A sequência depressão-infarto não significa, necessariamente, uma relação de causa e efeito, mas pode-se supor uma ação diagnóstica em sintomas e não em causas que dependendo dos casos pode levar ao infarto.

Não se quer com isso supor que há erro médico em determinadas circunstâncias de tratamento com antidepressivo ou na apresentação de diagnósticos, mas apenas sugerir que determinadas questões mais gerais como a racionalização da sociedade podem estar na origem de problemas considerados físicos. Mas, defender que há uma tendência da sociedade em adiar os problemas originários da rotina desordenada e prejudicial à qualidade de vida com tratamentos que levam em consideração apenas os sintomas dos problemas e não suas causas não é nenhum equívoco.

Se a hipótese estiver correta, é o cotidiano que gera perda da qualidade de vida dos cidadãos e é isso que tem recaído como uma série de problemas que são camuflados pelo uso de medicamentos. Apesar do monitoramento da JIFE (Junta Internacional de Fiscalização de Entorpecentes), o uso de antidepressivos tem crescido mundialmente. No Brasil, o uso de antidepressivo está em franca expansão entre a classe média. A automedicação se torna outro problema, o jogo em que tudo vale a pena para se sentir melhor passa a ser uma forma de adiar problemas que exigem uma solução mais drástica e penosa. Esses medicamentos corrigem as disfunções fisiológicas, mas não atingem as origens dos problemas. Dramática situação, porque não se trata de um problema isolado, mas de condições de vida típicas da sociedade moderna e que não se limitam ao Brasil.

O mundo do trabalho interfere na saúde do trabalhador. Os diversos estudos sobre a fadiga mostram que há um ajuste fisiológico do ser humano com os equipamentos da fábrica. Os estudos sobre o movimento repetitivo do fordismo tiveram efeito na produtividade, como também no desempenho bioquímico dos trabalhadores. Basta atentar para os casos de lesões por esforço repetitivo (LER), que passaram a fazer parte das doenças relacionadas ao trabalho.

Os movimentos estudados por engenheiros é um processo antigo. Taylor realizou uma revolução gerencial dentro da organização fabril já no início do século XX. Sua forma de otimizar o tempo e orientar o processo fabril transformou-se em uma *"escola de pensamento"*. A rotina é um movimento involuntário e tão sutil que seus efeitos são sentidos apenas ao longo dos anos. Uma rotina mal formada, não acompanha a evolução do desgaste do corpo; sem o adequado acompanhamento biofísico, causa sequelas incuráveis. Agora, acrescente isso ao ritmo intenso de trabalho e à vida em cidades grandes. Com o aumento da idade, na medida em que o corpo se desgasta, a rotina caminha em sentido oposto, torna-se mais severa e penosa. É inevitável que o corpo passe por transformações fisiológicas que o deixem menos resistente.

Nos anos 1920 e 1930, várias experiências foram registradas para avaliar o desempenho de trabalhadores no chão de fábrica. São as famosas *"experiências de Hawthorne"*: A luz tem efeito na produtividade? A divisão do espaço interfere na produção? O comando faz diferença? O que dizer dos processos de cooperação e identidade do trabalhador? Independente da importância que esses estudos tiveram para o cálculo da fadiga e da produtividade, os teóricos da administração chegaram à conclusão de que os fatores psicológicos são mais importantes que os fisiológicos na produtividade do trabalho. Assim surge toda uma corrente ligada à administração de empresas que justifica a necessidade de trabalhar o *"capital humano"*.

Concebidas por Elton Mayo, a partir de 1923, várias experiências sobre o efeito dos intervalos na produtividade da industrial têxtil da Filadélfia mostraram que o uso do tempo para algum descanso mínimo é otimizador da produção. Depois disso, o autor foi convidado a seguir fazendo experimentos em fábricas que tiveram efeitos importantes para os administradores pensarem no processo produtivo e nos motivos que geram a fadiga. A partir de 1927, Mayo realizou as *"experiências de Hawthorne"* (bairro operário de Chicago), que influenciaram a literatura sobre a divisão do trabalho e geraram várias correntes teóricas dentro das estratégias de administração e organização do trabalho. Os efeitos da fadiga tornaram-se mais conhecidos e, cada vez mais, se aprofundaram os estudos sobre a saúde do trabalhador.

As experiências, tanto da Filadélfia quanto de Chicago, levaram Mayo a interpretar que a fadiga tem uma origem ligada às questões psicológicas mais que bioquímicas. Antes de acusar uma causa física, o organismo reage psicologicamente ao processo de cansaço (MAYO, 1933). Baseado nessas constatações, a Organização Mundial do Trabalho (OMT) fixou parte do seu aporte nas interpretações a respeito dos *"recursos humanos"*, entendidos a partir da sua rede de relações. Ao tratar desse tema, as questões da administração do trabalho se voltaram para conceitos como motivação, pressão, metas, estímulos, liderança e equipe.

Essa *"engenharia social"* oriunda das experiências de produtividade descartou os efeitos fisiológicos que os movimentos repetitivos podem causar. Em conseqüência, a vasta bibliografia sobre *"estudos do movimento"* e os efeitos da ciência do treinamento, desenvolvida na área do esporte nunca foram de interesse do administrador e jamais atingiram o efeito prático ao participar do *"chão de fábrica"*. O máximo que o esporte transmitiu ao empresário, nessa área de atuação direta na manufatura (produção, produtividade eficiência, eficácia, etc), foi a ginástica laboral, que não tem ligação direta com a fabricação de produtos e não entra em seu cálculo. Muito pouco para mais de meio século de progresso e construção de conhecimento a respeito do corpo humano.

É evidente que o corpo tem elasticidade para adaptar-se aos processos de trabalho, e está alheio a algum desgaste. Porém, no longo prazo, os movimentos que testam os limites da exaustão foram negligenciados. Desde a imposição do taylorismo e do fordismo no mundo do trabalho, pouco se contribuiu para a análise das consequências dos movimentos no processo de trabalho do operário. Agora, cada vez menos, o corpo é importante ao trabalho e, cada vez mais, os processos de raciocínio tornam-se indispensáveis para a produtividade. E novamente os efeitos da fadiga mental têm pouca expressão nos cálculos de produtividade. As questões biológicas não são tratadas no âmbito produtivo e não fazem parte da preparação destinada pelos empresários aos seus trabalhadores. Além disso, outro efeito desse descolamento, o desgaste do trabalhador, pode ser visualizado pelo crescimento de uma série de patologias antes escassas (TMC).

Portanto, ao determinar a questão do estresse ou depressão na esfera da psiquiatria, a ciência da administração se eximiu de pensá-las como decorrentes dos ambientes de trabalho, tratando-as como casos isolados e particulares de indivíduos que precisam de medicamentos.

Supondo que o perfil do trabalhador moderno usa mais o raciocínio que a força física, como retirar disso estratégias e treinamentos para elevar a produtividade? Onde a qualidade de vida pode auxiliar? E mais: como minimizar os impactos dos danos provocados pela fadiga?

As necessidades de produção pouco se atentam para os sintomas de desgaste e/ou fadiga. Percebeu-se que, ao estimular o trabalhador (ou pressioná-lo para manter a produção), o que faz diferença é seu empenho psicológico e não sua postura fisiológica. Porém, a fadiga acontece com o tempo. Assim, é normal que o trabalhador busque nos remédios um refúgio para evitar que a exaustão interfira no processo de produtividade.

Mas, o que faz o remédio? Adia o problema. Faz com que os sintomas da fadiga desapareçam. Por outro lado, as causas que levaram aos sintomas continuam a atuar; só não se convertem em empecilhos para a continuidade do trabalho. Os sintomas escondem o agravamento do problema e os colapsos podem ser inevitáveis – quando não, ocorre a dependência dos medicamentos.

O trabalho estabelece padrões, organiza pensamentos e invade a vida cotidiana de forma a interferir na cultura. O trabalho disciplina o tempo e o uso do tempo vai para além do mundo do trabalho. E. P. Thompson tem um artigo seminal sobre *"tempo, disciplina de trabalho e capitalismo industrial"* (THOMPSON, 1998, 267-304), em que discute o uso do tempo pelo trabalhador, disciplinado a vender parte de seu dia ao patrão. A disciplina com que se entrega a força de trabalho apresenta consequências mas, também, o uso que se faz do tempo é fundamental para discutir a qualidade de vida. Quanto tempo se passa no trânsito? Quanto tempo se usa para dormir? Quanto tempo se dedica ao lazer? E, quanto tempo trabalha-se?

Se o trabalho induz ao uso disciplinado e eficiente do tempo, porque não acreditar que, fora do trabalho, as pessoas não querem usar de forma racional também o tempo de lazer? Portanto, trabalhar-se-á com o suposto que o tempo fora do trabalho ganha racionalidade similar ao tempo disciplinado pelo trabalho. Nesse sentido, a cultura sofre interferência da sociedade industrial dando ao homem moderno um novo patamar de comportamento cotidiano.

A incorporação dos hábitos do ambiente de trabalho em todos os momentos de vida das pessoas, resumidamente, a racionalização das ações sociais no sentido mais amplo, integra-se em diferentes mecanismos de ação que perpassam o universo simbólico no qual o agente vive, sendo o corpo, o primeiro filtro da percepção através dos sentidos ou compreendido como experiências.

Pode-se pensar que, no trabalho, há um processo de racionalização da vida; ocorre uma perda de liberdade nos processos de burocratização que acompanhavam e permitiam o desenvolvimento de níveis cada vez mais complexos de organização social (HABERMAS, 1989, p. 352). Primeiramente, o trabalho degenerava o corpo; agora, ele interfere no espírito.

Esses fatores como processos de secularização ou de desencantamento das visões de mundo, e consequente diferenciação/autonomização das esferas culturais de valor, levam a uma perda de significado da vida em sociedade (HABERMAS, 1987, p. 350).

Numa sociedade industrial, a cultura da fábrica, do escritório, do trabalho especializado e padronizado se torna lugar comum do comportamento cidadão. Baseado em trabalho assalariado e especialização das funções, o homem moderno não se identifica com o produto do seu trabalho, mas racionaliza sua função ao buscar resultados e não os processos de fabricação. Submete suas decisões ao tempo e o tempo à busca de resultados. Se alguém faz isso na maior parte do seu tempo durante a semana e considera isso como *"tempo útil"* tempo de trabalho, em oposição ao *"tempo inútil"* – o tempo do lazer –, por que não supor que se racionalizaria também o *"tempo inútil"* para otimizar seus resultados?

A noção de qualidade de vida transita em um campo semântico e polissêmico: de um lado, está relacionada ao modo, às condições e aos estilos de vida. De outro, inclui as ideias de construção humana e valores socialmente constituídos. E, por fim, relaciona-se ao campo da democracia, do desenvolvimento e dos direitos humanos e sociais. No que concerne à saúde, as noções se unem em uma resultante social da construção coletiva dos padrões de conforto e tolerância que determinada sociedade estabelece como parâmetros para si (ALMEIDA, GUTIERREZ e MARQUES, 2009, p. 8). Pensar qualidade de vida é relacionar a noção, o entendimento e a construção histórica, com os sentimentos psíquicos da população na vida familiar, amorosa, social e ambiental; o conteúdo social, relacional e cultural que envolve desde o acesso aos bens materiais até o uso destes bens. Perceber os significados da qualidade de vida é o compreender como construção cultural.

Todavia, se a sociedade moderna baseia parte significativa da sua construção cultural com base na eficiência laboral, a qualidade de vida, entre outras coisas, age para garantir a produtividade trabalhadora em harmonia. Se assim se faz, a atividade física perde significado social em si e passa a ser um meio para atingir melhor desempenho produtivo. Nesse caso, o esporte, mais que a atividade física, ganha prioridade entre as funções da educação do corpo. O esporte tem mais *"afinidade"* que qualquer outra função junto ao homem contemporâneo, porque o esporte trabalha com conceitos caros à atividade empresarial, como eficiência, eficácia, otimização, planejamento e busca por resultados. O esporte desempenha um importante papel na formação do homem moderno e da vida em sociedade. Passou-se a discursar sobre o esporte como sendo matriz de socialização e transmissão de valores, forma de sociabilidade, instrumento de educação e fonte de saúde. Pergunta-se: qual esporte? Como as pessoas praticam as modalidades esportivas? Aos saudáveis que praticam algum tipo de modalidade esportiva, ainda que sem o padrão competitivo, afirma-se que se afastam dos males atuais como obesidade, hipertensão, problemas cardiovasculares ou também o estresse.

Fica claro nas questões levantada acima que o esporte pode ser praticado como mero discurso, reproduzindo o aspecto racionalizador da sociedade moderna, ou utilizá-lo como estratégia de ação frente às patologias sociais, ou melhor, transformando as condições de vida que somos submetidos em uma sociedade altamente burocratizada e racionalizadora. O esporte sempre exige um cálculo. Cálculo inclusive de utilidade. Praticar a atividade física esportiva, mais que qualidade de vida, avalia desempenho. Requer melhora. Para melhorar, há necessidade de planejamento. Busca-se otimização do tempo, um recurso escasso na sociedade atual. O esporte racionaliza o desempenho do seu praticante e busca progresso. Portanto, ao recorrer a termos tão presentes no mundo do trabalho pode causar a impressão de que o tempo *"inútil"* ganha determinada utilidade ao usar-se desses termos para tratar a atividade extralaboral.

Pode-se, portanto, utilizar como estratégia essa visão do esporte na sociedade como algo útil e que traz benefícios práticos na vida das pessoas (diminui o estresse, alivia a tensão, combate a obesidade, deixa a pessoa mais sexy, entre outros atributos), para conseguir, nas intervenções, aliviar as patologias sociais. Nesse caso, propõem-se não somente uma atitude de praticar modalidades esportivas ou exercícios, mas voltar estas ações com os objetivos da qualidade de vida; mais do que promover práticas esportivas, deve-se estruturar os objetivos da prática, afastando o modelo de performances e incorporando o modelo de qualidade de vida.

Ao desenvolver um programa de atividade física, é preciso considerar não somente seus benefícios fisiológicos, mas também buscar atender a outros níveis de exigência do ser humano. Tais níveis dizem respeito às necessidades de relacionamento, bem-estar e autoestima. A prática esportiva se apresenta como uma dessas possibilidades, pois o esporte é um fenômeno social que, além de incentivar a atividade física, promove interação social e influência no relacionamento entre os participantes.

Porém, a simples ocorrência de atividades esportivas não garante que seja desenvolvido um sentimento de integração entre colegas, a identificação com o local de trabalho, o desenvolvimento da individualidade e a autoestima do empregado. É importante que haja, por parte dos organizadores de atividades esportivas, conhecimento específico a respeito dos valores e das formas de manifestação do esporte (MARQUES, GUTIERREZ e ALMEIDA, 2008).

Num ambiente em que as atividades esportivas e de lazer são pautadas em normas do alto rendimento, valores como o individualismo, a rivalidade e a segregação podem vir a ser transmitidos, pois esse modelo valoriza os vencedores em detrimento dos perdedores. Já a prática esportiva pautada na qualidade de vida sugere ações cooperativas em suas atividades, visto que o objetivo é promover um processo de atividade esportiva independente da nomeação de melhores ou piores, vencedores e perdedores.

Uma das questões pertinentes à qualidade de vida é a relevância de alguns níveis de exigência do ser humano, como necessidade de relacionamento, bem-estar no ambiente de trabalho e manutenção de sua autoestima. Ao adotar programas de qualidade de vida, a empresa deve atentar para as atividades que estão sendo propostas e como estão sendo aplicadas. O esporte é uma forma de atividade física que, além de auxiliar na promoção do anti-sedentarismo e de benefícios à saúde clínica, pode incentivar formas de relacionamento saudáveis entre os participantes.

Se não houver o esforço de formar profissionais com essa visão, o próprio exercício/atividade reproduzirá a sociedade racionalizadora que quantifica e mede desempenho, levando inevitavelmente a um aumento das patologias sociais.

O que a prática esportiva tem a ensinar a sociedade moderna? Acusamos aqui o fato de o esporte herdar, de certa forma, conceitos e contextos oriundos da sociedade industrial. Todavia, deve-se fazer justamente o caminho inverso neste momento. O que a sociedade industrial pode aprender com a atividade esportiva voltada à qualidade de vida? O esporte torna-se, dentro de atividade de lazer, um modus-operandi da cultura moderna, faz-se útil ao mostrar que as patologias sociais são mantidas sem que os sintomas sejam afastados. O esporte tornar-se-ia uma estrutura de reconciliação do homem racional com seus limites biológicos. O esporte age, portanto, preventivamente. Ativa o metabolismo e amplia a capacidade fisiológica para a resistência. Aumenta, inclusive, a capacidade de trabalho e ajuda a evitar a fadiga. Se a exaustão física causada pelo trabalho for combatida antes do aparecimento dos sintomas, o esporte pode tornar-se o grande aliado do homem diante do frenesi do tempo.

Trabalhar com as questões da qualidade de vida no esporte pode ser um excelente aliado na prevenção das patologias sociais, enquanto não se reconstruir esta sociedade que cultiva os Transtornos Metais Comuns como meros desvios individuais.

GESTÃO E QUALIDADE DE VIDA: O ESPORTE COMO MEIO PARA A INTEGRAÇÃO E BEM-ESTAR ENTRE OS FUNCIONÁRIOS DA EMPRESA: O esporte é um fenômeno sociocultural que, devido a normas de conduta e características próprias, transmite valores e, por isso, exerce influência sobre hábitos e comportamentos de nossa sociedade. Os ambientes de ocorrência desse fenômeno não dizem respeito somente a praças[2] voltadas à prática esportiva, mas também a qualquer local em que estejam presentes meios de comunicação e comercialização voltados aos produtos relacionados ao esporte.

Bracht (1997, p. 12) sugere duas formas de manifestação do esporte: o esporte de alto rendimento ou espetáculo e o esporte enquanto atividade de lazer.

Tais manifestações dizem respeito aos propósitos e aos meios em que ocorre a prática esportiva, norteando o processo de análise desse fenômeno. O esporte de alto rendimento pode ser resumido nos seguintes pontos:

- Possui um aparato para a procura de talentos normalmente financiados pelo Estado. Além disso, este aparato promove o desenvolvimento tecnológico, com o desenvolvimento de aparelhos para a utilização ótima do "material humano";

---

2 O termo praça diz respeito a qualquer ambiente que seja destinado à prática de atividades esportivas. Exemplos: clubes, parques, escolas.

- Possui um pequeno número de atletas que têm o esporte como principal ocupação;

- Possui uma massa consumidora que financia parte do esporte-espetáculo;

- Os meios de comunicação de massa são coorganizadores do esporte-espetáculo;

- Possui um sistema de gratificação que varia em função do sistema político-societal.

Essas características apontam para uma prática voltada à constante busca pela melhoria de performance atlética e competitiva, o que exige grande dedicação dos praticantes e sinaliza para um ambiente profissional. Para que um ambiente pautado no profissionalismo sobreviva,

é preciso que haja movimentação de capital. Por isso, a disseminação e comercialização dessa forma de manifestação do esporte são dependentes de meios de divulgação, além de indivíduos interessados em seu consumo.

Nesse processo de promoção, a capacidade de interferência e a influência desse fenômeno sobre a sociedade são otimizadas, fazendo com que seja incorporado sob o modelo divulgado por esses meios. Dessa forma, o alto rendimento é apresentado como modelo predominante do esporte, exercendo influência sobre a prática enquanto atividade de lazer. Tal influência se apresenta nas regras utilizadas em atividades esportivas, normas de ação e comportamento dos participantes em momentos de lazer (muitas vezes iguais às do alto rendimento), além dos valores transmitidos por tal prática.

Os valores transmitidos pelo esporte de alto rendimento são, segundo Kunz (1994) e Bracht (1997), em obras distintas e independentes: sobrepujança ao adversário, comparações objetivas, busca por melhor rendimento e vitória, representação, supervalorização do vencedor e desvalorização do perdedor, comércio e consumo do esporte, disciplina, racionalidade técnica e concorrência. Pode-se notar que tais valores transmitem a ideia de competitividade, segregação entre bons e ruins ou competentes e incompetentes, rivalidade e respeito irrestrito a regras e autoridades.

Isso se faz importante, na medida em que indivíduos que aceitam o alto rendimento como a única forma de manifestação do esporte incorporam os valores próprios do mesmo. Dessa forma, podem tornar-se sujeitos que valorizem a vitória e a sobrepujança ao adversário como o ponto central da prática esportiva, o que diminui as possibilidades de integração e socialização por meio desse tipo de atividade, pois o vencedor será valorizado e o perdedor subjugado.

Já o esporte como atividade de lazer, segundo Bracht, é heterogêneo, pois se pauta em características e determinações do esporte de alto rendimento, porém, num ambiente de não-trabalho. Isso não significa que a atividade esportiva em momentos de lazer siga sempre, e de forma rigorosa, as regras do esporte de alto rendimento, porém, elas norteiam e fundamentam a atividade. Outra opção é a ocorrência de um processo de ressignificação ou reinvenção do esporte, desvinculado do alto rendimento.

O caráter heterogêneo do esporte voltado ao lazer se apresenta, a partir da prática em si, como o motivo para a realização de certa atividade, possibilitando ao praticante que determine as normas a serem respeitadas. Esse fato possibilita o descarte ou a alteração de regras e padronizações próprias do esporte de alto rendimento, visando facilitar ou tornar mais atraente e integrativa a prática.

O esporte enquanto atividade de lazer apresenta, além da prática em si, outras formas de manifestação como, por exemplo, o papel do espectador e do organizador (não-profissional) de eventos esportivos. Essa relação é importante devido ao fato de o fenômeno esporte transmitir valores não somente a quem pratica, mas também a quem o assiste, organiza e consome.

Para entender tais valores, é preciso que sejam considerados os motivos que orientam a prática. Betti (1993) cita a preocupação com a manutenção da saúde, o prazer e a sociabilidade. Os valores transmitidos pelo esporte como atividade de lazer são: autovalorização e reconhecimento de capacidades individuais próprias, influência positiva sobre a autoimagem e concepção de vida, vivências coletivas, atuação social, prazer na vivência esportiva desvinculado do desprazer de outros participantes, resistência ao sobrepujar e intenção de colaborar, valorização da ludicidade, cooperação, competição sem rivalidade, valorização do processo competitivo e não somente do resultado da competição, crítica à violência em competições, não-discriminação de sexo, raça ou características físicas.

É importante considerar que tais especificações são próprias da prática do esporte como atividade de lazer, pautada numa visão ressignificada ou reinventada do esporte, na qual alguns autores (Kunz, 1994, Assis de Oliveira, 2001 e Oliveira, 2002) propõem alterações na forma com que esse fenômeno possa ser ensinado e/ou organizado. Tais mudanças visam proporcionar ao praticante a oportunidade de vivenciar diferentes modalidades sem obrigação de alta performance atlética e competitiva, além de propor ambientes em que a relação entre os adversários seja transformada. Nesse caso, o oponente passa a ser um colaborador que torna a prática possível, e não, necessariamente, um rival.

A intenção da análise sobre as formas de manifestação do esporte, assim como as teorias e propostas em relação a diferentes formas de organizá-lo, é criar a possibilidade de a prática esportiva colaborar na transmissão de certos valores sociais, além de proporcionar momentos e ambientes adequados ao meio em que a prática ocorre.

É possível observar que o esporte está presente em diversos setores de nossa sociedade, como nas escolas, em parques, nos meios de comunicação, no comércio em geral, em praças esportivas e nas empresas (além de outros ambientes). Em cada um desses meios, a presença do esporte tem uma razão de ser, como por exemplo na escola, ambiente no qual esse fenômeno é considerado um conteúdo da cultura corporal e, portanto, um conteúdo a ser ensinado para o desenvolvimento de cidadãos autônomos. Em parques e em praças esportivas, a presença desse fenômeno pode ser creditada a programas sociais (Esporte para Todos, por exemplo) ou simplesmente como forma de lazer sem vínculos organizacionais. Já nos meios de comunicação, esse fenômeno se apresenta como produto a ser comercializado.

E nas empresas? Qual é o intuito da presença desse fenômeno? Ele atende aos objetivos de seus organizadores? É possível organizar um processo de forma a otimizá-lo de acordo com fins específicos? A partir da análise das duas formas de manifestação do esporte, é possível entender algumas das implicações próprias desse fenômeno, visando adaptá-lo ao ambiente em que se vai inserir e aos objetivos da prática a ser proposta. Segundo Cañete (2001), os programas de "qualidade total" implantados em empresas brasileiras visam, em primeiro lugar, o produto final e o aumento da produtividade. Esse fenômeno tem causado aumento da jornada de trabalho, criando situações desfavoráveis à saúde e ao rendimento produtivo do empregado.

Nesse ambiente, pode-se estabelecer um ambiente no qual a lógica de gerenciamento e de relacionamento empresa-empregado seja simplesmente a da produtividade e lucratividade. Essa lógica pode, num primeiro momento, ser saudável para a empresa; porém, considerando que tal processo pode vir a ser desfavorável para o empregado, prejudicando sua capacidade de trabalho, a mesma poderá sentir de forma negativa tal ocorrência.

É evidente que nesse contexto, a criatividade, a multidimensionalidade, a diferenciação não encontram espaço, visto que representam ameaça ao poder, ao sistema vigente. Chega a ser paradoxal, pois o movimento pela qualidade total exige pensamento crítico, espírito livre, autonomia e iniciativa, atributos que as condições de trabalho impostas e o controle rigoroso impedem, bloqueiam. Cañete atenta para o fato de que um processo que visa exclusivamente o aumento da produtividade e a busca por lucros, desconsiderando o empregado como um ser humano integral, corre o risco de prejudicar, de forma considerável, a saúde e a capacidade de produção de seu pessoal. Num processo de produção pautado nesses objetivos, é possível observar a utilização do homem como uma ferramenta, ou *"organismo morto"*, que funciona à base do estímulo resposta. A manutenção dessa relação se mostra um equívoco, pois a empresa depende de seu funcionário para manter-se saudável e, por isso, deve zelar por sua saúde.

Pode-se notar que muitas empresas desenvolvem programas de atividade física para seus funcionários, que englobam desde ginástica laboral, até a construção de clubes. Porém, é preciso considerar o homem não como uma máquina, mas como uma totalidade, cuja estrutura vem da interação dos níveis de consciência físico, mental, emocional, existencial e espiritual ligados e interdependentes. Dessa forma, ao desenvolver um programa de atividade física na empresa, é preciso considerar não somente os benefícios fisiológicos do mesmo, mas também buscar atender outros níveis de exigência do ser humano. Tais níveis dizem respeito às necessidades de relacionamento, bem-estar e autoestima. Para tal, é preciso que o meio de trabalho proporcione contato social e colaboração entre colegas. Porém, nem todas as funções e todos os meios de uma empresa podem proporcionar tal ambiente. Nesses casos, é preciso que soluções sejam encontradas para oportunizar ao funcionário momentos de relacionamento com colegas.

Dessa forma, é possível afirmar que com a aplicação de programas de prevenção de doenças na empresa, os funcionários dela tenham maiores condições de apresentar boa produtividade. Com menores riscos de lesões e doenças provocadas pelo trabalho e um meio que proporcione integração entre os empregados, o ambiente se torna mais agradável e motivante para o cumprimento de sua função.

Portanto, programas de atividade física nas empresas podem ter como objetivo proporcionar ao funcionário não somente um momento de trabalho físico, voltado unicamente à saúde corporal, mas também oportunizar momentos de relacionamento e interação entre empregados e o fortalecimento dos laços de afinidade entre empregado-empresa e família-empresa.

Uma alternativa a ser oferecida pelas empresas com o objetivo de proporcionar tais oportunidades ao funcionário é a realização de atividades esportivas. Tais atividades podem significar um momento de recuperação da individualidade do trabalhador, visto que, durante o momento de trabalho, o mesmo perde sua função individual na sociedade e recebe um papel limitado em relação ao processo de produção, se tornando uma ferramenta da empresa. Segundo Costa (1990, p. 16), os propósitos da oferta de oportunidades para a prática de atividades esportivas, por parte da empresa são: melhoria da imagem da empresa junto aos empregados, proteção somática e psicológica dos empregados, melhoria das relações empregado/patrão, aumento dos benefícios sociais, ocupação do tempo livre dos empregados durante seu período de permanência na empresa, prevenção e redução dos acidentes no trabalho, aumento da produtividade (melhores condições de saúde, rotatividade de pessoal, redução do absenteísmo), manutenção do bem-estar físico e mental dos trabalhadores.

Segundo Costa (1990), a primeira manifestação de atividades esportivas no âmbito interno de empresas no Brasil é creditada à Fábrica de Tecidos Bangu, sediada no Rio de Janeiro, em 1901. Nessa ocasião, empregados da empresa jogavam futebol num campo estabelecido no mesmo terreno da fábrica. O autor afirma que, a partir da década de 1930, eventos como esse ocorriam no Brasil, em empresas que ofereciam opções de lazer e esporte a seus empregados, por meio de clubes subvencionados. Tais clubes receberam o nome de *"classistas"*, em referência à vinculação destes com as empresas.

É comum observar hoje em dia a existência de espaços voltados para a prática de atividade física ou clubes ligados a grandes empresas. Embora nem todos estejam localizados no terreno da empresa, representam um espaço de lazer e entretenimento para o funcionário e sua família. Como indica Pereira (1992, p. 25), em pesquisa relacionada à empresa Singer, a principal razão de adesão dos funcionários ao clube da entidade é a possibilidade de prática esportiva. De acordo com o livro Esporte e lazer na empresa, do Ministério da Educação do Brasil, de 1990, a principal atividade desenvolvida nos clubes subvencionados a empresas é a de caráter esportivo.

Nesse contexto, é necessário que a promoção e o gerenciamento desse tipo de atividade recebam certa atenção, pois, já que há interesse e grande ocorrência de realização de práticas esportivas, eles podem ser um meio da empresa alcançar seus objetivos em relação à manutenção da saúde física, mental e espiritual de seus funcionários. Porém, a simples ocorrência de atividades esportivas não garante que seja desenvolvido o sentimento de integração entre colegas, a identificação com o local de trabalho, o desenvolvimento da individualidade e a autoestima do empregado. É importante que haja, por parte dos organizadores de atividades esportivas, conhecimento específico dos valores e das formas de manifestação do esporte.

Num ambiente em que há grande valorização do esporte de alto rendimento, há também o risco de que valores como o individualismo, a rivalidade e a segregação sejam transmitidos, pois esse modelo valoriza os vencedores e sobrepuja os perdedores. Nota-se que a prática baseada em normas e padrões de comportamento próprios do alto rendimento, embora reúna num mesmo ambiente um número considerável de interessados, terá como finalidade a determinação de vencedores e destaques. Não se pretende condenar tal prática, mas chamar a atenção para outras possibilidades a serem consideradas em relação a esse tema.

Pereira (1992) afirma que a concepção dominante do esporte nas empresas em nosso país é a integração dos funcionários. Porém, o que se observa é a realização de competições esportivas com os mesmos moldes do esporte competitivo. É possível afirmar que a ocorrência do esporte de alto rendimento como, por exemplo, em jogos inter-empresas, provoca um sentimento de integração e união entre os funcionários. Todavia, nesse momento, todos estão sob a mesma bandeira, com o mesmo objetivo de representar a empresa ou simplesmente torcer por ela. A presença de rivalidade nessa forma de manifestação do esporte não promove um mesmo nível de integração entre os funcionários de empresas adversárias, o que pode vir a ocorrer entre equipes concorrentes em competições internas.

Já a prática esportiva, pautada em valores do esporte ressignificado, tem como objetivo principal transmitir valores de cooperação, interação e convivência, por meio de transformações no foco da atividade e na forma como ela é apresentada aos participantes. Uma forma de diferenciação prática entre o esporte pautado em normas do alto rendimento e o esporte como atividade de lazer, baseado na ressignificação de valores, pode ser ilustrada pelos conceitos de atividades formais e não-formais (BRASIL, 1990, p. 37). Formais (objetivam a forma física): maior representação externa da empresa; orientada para disciplina e regularidade; maior custo per capita no atendimento; abrangência menor na população da empresa; regulada por legislação (esporte e Educação Física); resultados diretos mensuráveis. Não-formais (objetivam o bem-estar): maior atendimento com menor custo; ênfase no voluntário e na participação; inclui familiares dos empregados; admite adaptação nas instalações e áreas da empresa; permite participação da comunidade local, fornecedores ou contratantes; compartilha instalações e programas com atividades de lazer, reduzindo custos; resultados indiretos mensuráveis. Em relação às atividades formais, caracterizadas por seguirem de forma integral as normas de procedimentos do alto rendimento, nota- se que abrangem um número menor de pessoas na empresa, pois esse modelo exige do participante um nível competitivo de performance esportiva. Esse fator sugere valores de segregação e rivalidade entre participantes, podendo agir como um fator desestimulante à prática.

Outro item que merece atenção nesse tipo de atividade é a necessidade de disciplina e regularidade, fazendo com que o momento de prática esportiva tenha características semelhantes ao trabalho. Porém, não é necessário que, na tentativa de estabelecer um programa de atividades esportivas na empresa, as atividades formais sejam descartadas. Elas podem ser utilizadas em jogos inter-empresas, com o intuito de promover a integração dos funcionários, provocando sua identificação com a bandeira da entidade.

As atividades não-formais, por outro lado, devido ao seu objetivo de integração e participação, não são pautadas em normas e padrões de comportamentos do esporte de alto rendimento. A diferenciação encontra-se na criação, na alteração e na adaptação de regras do esporte formal, visando transformar a prática e a ressignificação de valores como a rivalidade e o desejo de vitória.

Um exemplo de diferenciação entre as duas formas de atividades é a substituição de campeonatos por festivais. O primeiro tem o objetivo final de eleger um campeão, um destaque, e, chegar a esse posto, é o objetivo dos participantes. Dessa forma, serão valorizados os que têm maiores condições de apresentar performance competitiva e o oponente será considerado rival, pois pode atrapalhar o praticante na busca de seu objetivo. No caso dos festivais, o objetivo final pode ser criado pelos organizadores, e a determinação de um campeão ou destaque não é essencial. Dessa forma, o regulamento e as formas de disputa podem ser moldados de forma a valorizarem a participação do maior número possível de indivíduos, além de proporcionar-lhes o maior número possível de jogos ou disputas (participação mista, jogos de todos contra todos, etc.).

Existem outros exemplos e situações que podem ser criadas pelos organizadores de programas de atividades esportivas, que fujam dos parâmetros de campeonatos ou festivais. Um exemplo é a criação de horários de práticas de determinado esporte, abertos a participantes de diferentes setores, idades, sexo, com supervisão de um instrutor, e o intuito de realizar atividades ligadas a determinada modalidade esportiva, que valorizem a participação de todos. Marques (2004) atenta para a participação dos praticantes no desenvolvimento das atividades, sugerindo alterações e adaptações que levem a atividade a proporcionar ao grupo os objetivos do mesmo durante a prática. Essa participação é interessante para a empresa sob o ponto de vista de fomentar no funcionário a vontade de cuidar e melhorar o ambiente em que ele está presente, além de facilitar a execução de atividades que proporcionem bem-estar e estimulem sua participação ativa na empresa.

Considerando que o intuito da empresa em desenvolver programas de atividades esportivas para seus funcionários é, primeiramente, proporcionar um ambiente que desenvolva o bem-estar do empregado, por meio de atividades que promovam integração e cooperação, tanto as atividades formais quanto não formais podem ser utilizadas. É necessário que o profissional responsável pelo desenvolvimento e aplicação de tal programa conheça as características e valores pertinentes a cada uma das formas de manifestação do esporte (alto rendimento e como atividade de lazer) e aplique-as de forma consciente, de acordo com os objetivos da empresa.

Analisando as características e valores de cada uma dessas manifestações, sugere-se que atividades pautadas no esporte de alto rendimento sejam promovidas em eventos inter-empresas. Para tal, é interessante a criação de equipes representativas da entidade, com o intuito de integrar os funcionários, estimulando-os a acompanharem as disputas e participarem de forma conjunta sob a bandeira da empresa. Em relação às atividades internas, parece ser mais interessante a utilização de práticas baseadas nos valores de um processo de ressignificação do esporte para o momento de lazer. Para tal, podem ser realizados eventos que valorizem a participação e não a rivalidade (que pode ser evidenciada em competições formais), por meio de alterações e adaptações de regras. Dessa forma, é dada maior evidência à participação do indivíduo nas atividades da empresa junto aos seus colegas, em momentos de lazer e entretenimento, nos quais a capacidade técnica e a performance atlética não serão mensuradas com a intenção de estabelecer destaques. Outra possibilidade é a existência de horários periódicos reservados à prática esportiva, sob a responsabilidade de um instrutor, que garanta, por um processo de ressignificação do esporte, a participação e integração dos funcionários.

Por fim, é possível que tais atividades tenham maior adesão dos empregados, se abertas à participação das famílias (PEREIRA, 1992). Ou seja, é importante também a possibilidade de participação de familiares nas atividades, além de programas de práticas esportivas para crianças. Tal alternativa pode vir a otimizar a utilização do espaço do clube subvencionado ou área de lazer, em horários em que os empregados estejam trabalhando. Essas e outras medidas podem vir a aumentar o vínculo de ligação empregado-família-empresa, satisfazendo tanto os objetivos dos funcionários quanto da própria instituição.

INOVAÇÃO TECNOLÓGICA E DESENVOLVIMENTO HUMANO: ASPECTOS IMPORTANTES PARA A ANÁLISE DA QUALIDADE DE VIDA: Estamos na era da globalização e da informatização. Uma das características deste nosso período é a velocidade das transformações sociais e a rapidez como se constituem as novas tecnologias. Todas as áreas do conhecimento sofrem impactos dessa produção em grande escala.

Com a inter-relação das diferentes áreas acadêmicas, cada vez mais um progresso científico sai da sua esfera de origem e atinge a construção do conhecimento de outro campo, como os avanços da genética influenciando as teorias sociais ou a invenção dos motores a biodiesel relacionando-se com a ecologia. Enfim, as novas tecnologias e seu impacto na vida das pessoas acabam sendo um fio condutor importante para interpretar os avanços no desenvolvimento social e, mais ainda, na qualidade de vida, que é considerada uma área multidisciplinar por excelência.

Para Gutierrez e Almeida (2006), seria um contrassenso utilizar a denominação qualidade de vida para avanços tecnológicos que possuem um corte econômico limitador; por isso, o acesso torna-se fundamental na avaliação das conquistas científicas para o desenvolvimento humano.

Existe a esperança que as novas tecnologias irão levar a vida mais saudáveis, maiores liberdades sociais, conhecimentos e meios de vida mais dignos. Essa crença, ao analisar os dados objetivos, é verdadeira, pois os avanços sociais do século XX apontam para a melhoria do desenvolvimento humano tendo íntima relação com os avanços tecnológicos (Relatório do Desenvolvimento Humano, 2001, p. 2). Podemos citar a redução da subnutrição na Ásia do Sul, em 30 anos, de 40% para 23%; o acesso ao conhecimento livre pela internet; a produção e a distribuição de novos medicamentos e o maior rendimento agrícola. Todo esse progresso, em tese, propiciaria um desenvolvimento da qualidade de vida de maneira ampla; no entanto, muitos desses conhecimentos estão a serviço do mercado, porque ele se mostrou uma máquina poderosa para os avanços científicos.

Ianni (2002) aponta que a lógica do mercado é produzir a nova tecnologia para o lucro; não tem como fim o desenvolvimento humano ou a qualidade de vida, mas a preservação e reprodução do poder.

Enquanto os discursos favoráveis à produção tecnológica apontam as melhorias em grande parte dos índices analisados pelo RDH (2001, p. 22), como a queda da pobreza extrema de 29% para 23% da população mundial; a diminuição da desnutrição em 40 milhões; o aumento na alfabetização em 8%; a redução na mortalidade infantil em 10%, os críticos apontam que os avanços tecnológicos e a riqueza produzida nesses últimos 20 anos já seriam capazes de erradicar grande parte dos problemas mundiais (IANNI, 2002). Os avanços apontados são tímidos perto da produção de riqueza dos países desenvolvidos, colocando, inclusive, que os seus ganhos se dão às custas dos países periféricos por razão da exploração das matérias-primas e da força produtiva.

De qualquer forma não devemos ter uma postura maniqueísta frente aos dados apontados ou às novas tecnologias, porque sua sistematização e impacto na vida das pessoas são de difícil análise. Como também não se pode colocar um fator mágico, ela pode auxiliar no combate à fome, ao analfabetismo, às doenças e à pobreza, mas não irá resolver sozinha esses problemas. A tecnologia é instrumento do homem e depende do livre-arbítrio, ou do mercado de capitais para a sua utilização.

A TECNOLOGIA É NEUTRA, SEU USO É IDEOLÓGICO: A própria tecnologia que facilitaria a vida pode destruir a existência humana. Esse é o grande paradoxo e o conflito da ciência contemporânea; avançar com as técnicas pela racionalidade instrumental e viver melhor, mas ter a preocupação que esses avanços também podem servir para extermínio do homem. Não existe, portanto, uma racionalidade da tecnologia; ela é algo sem identidade e depende da vontade dos homens. Isso nunca foi tão verdadeiro como hoje. Vivemos em um mundo em que há o mapeamento genético, o barateamento da comunicação em rede, como também as novas técnicas de destruição em massa.

O impacto das novas tecnologias não é imediato; demora-se um tempo para os indivíduos incorporarem os avanços em escala mundial. Primeiramente, porque a produção tecnológica está concentrada prioritariamente em países desenvolvidos. Em segundo lugar, existe um tempo de adaptação social para reproduzir novas condições e estilos de vida. Um fato importante, entretanto, é a necessidade da democratização do conhecimento de maneira ampla, não somente com o uso da internet, mas que se produzam novas tecnologias nos países periféricos.

É fácil perceber que a produção de novas tecnologias é bem diferente da apropriação ou da importação de novas tecnologias. Um exemplo simples são os coquetéis contra AIDS, podendo os países desenvolvidos doar todos os medicamentos à África subsaariana e controlar a epidemia, aumentando, posteriormente, os índices de qualidade de vida, ou, então, podendo formar recursos humanos nesses países para produzirem os medicamentos necessários.

Um retrocesso apontado no Relatório do Desenvolvimento Humano (2001) é a falta de limitação da comercialização sobre os direitos de propriedade intelectual; isto é, sobre a inovação tecnológica. As patentes limitam o acesso à tecnologia, logo, de avanços importantes e fundamentais para a melhoria da qualidade de vida nos países periféricos, como a patente de combinação de medicamentos antirretrovirais. Outras vezes, empresas privadas patenteiam inovações de conhecimento tradicional, como uso de plantas medicinais pelos índios da Amazônia, limitando o acesso aos países de conhecimento de origem. Existe um fator de exclusão grande, porque o uso da propriedade intelectual está a serviço das grandes corporações. Outra dificuldade apontada pelo relatório é a fuga de recursos humanos (cientistas) formados nos países periféricos, perdendo todo investimento na formação desse profissional altamente qualificado.

O problema central é que as novas tecnologias são, ao mesmo tempo, instrumento para a qualidade de vida e um meio de vantagem competitiva na economia mundial. O acesso às tecnologias ambientais ou farmacêuticas, por exemplo, podem ser essenciais para combater o desmatamento ou para salvar vidas em todo mundo. Mas, para os países que as possuem e vendem, eles são oportunidades de lucros, ficando as novas tecnologias mais relacionadas ao desenvolvimento econômico do que ao desenvolvimento humano. Não é somente o mercado o grande vilão na produção do conhecimento. Muitas vezes a própria tecnologia contém riscos à qualidade de vida, como os produtos geneticamente modificados, que têm o argumento favorável de ampliação da colheita e a diminuição de pesticidas, mas não se sabe os riscos quanto à segurança alimentar e à perda potencial da biodiversidade, afetando a qualidade de vida. Os riscos ambientais devem ser analisados com cuidado, para não acontecer novamente desastres como a introdução dos coelhos na Austrália, que se reproduzem com enorme facilidade, destruindo flora e fauna, ou as florestas artificiais de empresas de celulose no Espírito Santo e sul da Bahia, que limitam os agentes polinizadores.

O Relatório de Desenvolvimento Humano dá à internet um grande peso na transformação social. Segundo Eisenberg (2003, p. 3), ela exerce um crescente fascínio sobre as pessoas, representando uma importante inovação em relação aos outros meios de comunicação pelo fato de permitir uma proliferação de produtores de mensagens. Enquanto os fatores da produção dos meios de comunicação se agregam em um complexo financeiro e infraestrutural, que praticamente determina a natureza oligopolista da exploração econômica do meio, os fatores da produção de sites na internet são infinitamente mais baratos e menos complexos, permitindo, portanto, uma ampliação estrondosa da capacidade de produção de mensagens na forma de sites por parte de indivíduos e pequenas corporações.

Existe uma maior democratização no uso da internet quando se analisa os dados de 1998 em comparação aos de 2000; nessa comparação, nota-se um aumento de 4% dos usuários mundiais. Nos EUA, o índice era de 26,3% e foi para 54,3%; na América Latina foi de 0,8% para 3,2%; na Ásia Oriental e no Pacífico, foi de 0,5% para 2,3%, na África subsaariana, foi de 0,1% para 0,4% (RDH, 2001). Fica claro que apenas a população mais rica, nos países em desenvolvimento, tem acesso a internet; existe também uma exclusão espacial, já que apenas cresce o uso nas áreas urbanas. Mesmo com esses problemas, o RDH coloca grande ênfase na ampliação da informação para o desenvolvimento dos países em todo o mundo, e a internet tem um papel de destaque na difusão deste conhecimento.

Mesmo com esse cenário positivo, as disparidades continuam. A África tem menos largura de banda internacional do que São Paulo. A largura de banda na América Latina, por sua vez, é parecida com a de Seul, na Coreia do Sul (RDH, 2001). Veja que estamos comparando países em desenvolvimento. Essa relação fica impraticável com os países desenvolvidos.

Todavia, espera-se que a internet possibilite maior participação política, por meio de comissões virtuais abertas, ou mesmo salas virtuais de discussões diretas com os representantes do Executivo, Legislativo e Judiciário. Maior transparência nas transações dos grandes mercados mundiais; melhoria na saúde com informação disponível em rede e novas tecnologias em medicamentos; na agricultura, com a divulgação de novas formas de manejo e plantação; na educação, com a inclusão digital, ensino à distância e aulas interativas. Não é por acaso que a rede é considerada a nova era na difusão de tecnologia para a qualidade de vida.

Um dos grandes pontos do desenvolvimento humano é a divulgação do conhecimento; acredita-se que a internet será um facilitador e democratizador das novas tecnologias, ampliando assim o acesso aos produtos de inovação tecnológica para todo mundo.

O Brasil, apesar de ser um dos 30 exportadores mundiais de alta tecnologia, é considerado um seguidor dinâmico de tecnologia, isto é, o Brasil não tem potencial de inovação, apenas de reprodução das tecnologias já constituídas. A análise parte do Índice de Realização de Tecnologia (RDH, 2001), que coloca o Brasil na 43ª posição, atrás de Uruguai, Chile, México, Argentina e Costa Rica.

O Brasil está nesta colocação porque investe pouco na qualificação humana – cerca de 0,8% do PIB –, nossos pesquisadores têm menor escolarização que Panamá e Trinidad Tobago, a população brasileira ainda tem pouco acesso às inovações antigas como telefone e eletricidade – índices menores que Uruguai e Peru –, além de existir pouca interface entre a produção de inovação e os benefícios sociais vindos dela. Os mesmos problemas constatados no Índice de Desenvolvimento Humano, como distribuição de renda e escolarização, interferem nos índices de inovação tecnológica.

De fato, uma análise comparativa com os países para os quais existem dados sobre renda, mostra que o Brasil é o país que apresenta um dos maiores índices de desigualdade no mundo, e que a distribuição de renda piorou entre 1960 e 1990 (a mais acentuada piora ocorreu no regime militar). De acordo com esse tipo de objeção, o presente texto pecaria por ignorar esse elemento, talvez o mais importante, da situação socioeconômica na qual o Brasil se encontra.

Portanto, apesar do Brasil possuir dois polos industriais de tecnologia de ponta, não consegue uma interface da inovação com acesso, afetando negativamente na qualidade de vida. Já que a formação dos cientistas (número de anos) é inferior à média dos líderes e líderes potenciais, como também, a população ainda não tem acesso a tecnologias já difundidas, como consumo de eletricidade e telefone (RDH, 2001, p. 48-49).

O grande desafio para a humanidade é transformar a tecnologia num instrumento para o desenvolvimento humano e isso requer, muitas vezes, um esforço deliberado e investimento público para criar e difundir amplamente as inovações. Não basta investir na criação, adaptação e comercialização de produtos necessários, mas no acesso a esses avanços. Deve-se relativizar o direito a propriedade intelectual, usando o princípio da razoabilidade, perguntando-se: a propriedade intelectual é mais importante que o bem vida, no caso de medicamentos, ou é ela é mais relevante que o combate a desnutrição, nos avanços da agricultura?

Esse talvez seja o desafio e o discurso mais antigo da humanidade: viver em uma sociedade mais justa, que permita o acesso aos bens materiais e intelectuais de maneira ampla, e, não fazer dela uma arma de dominação política, econômica e militar.

Antes de colocarmos peso das novas tecnologias na transformação de uma situação concreta, como os novos medicamentos para combater a malária na Ásia do sul, devemos pensar se as tecnologias estão transformando o modo de pensar dos povos, se elas são utilizadas como formas de ampliação da consciência e do conhecimento compartilhado, ou estão cada vez mais a serviço da segregação, dominação e exploração.

DOCUMENTO ELETRÔNICO E ASSINATURA DIGITAL: INOVAÇÃO TECNOLÓGICA NO DIREITO BRASILEIRO E OS BENEFÍCIOS: A informatização chegou para ficar. Duas de suas características principais são a rapidez das novas tecnologias e a velocidade de constituir necessidades. O Direito, apesar do seu aspecto moroso às transformações, vê-se compelido a adentrar nesse mundo da inovação, algumas vezes para agilizar procedimentos como informatização do sistema de citação, recebimento de Boletim de Ocorrência via e-mail e acesso à intimação nas páginas da internet do Diário Oficial, outras por necessidade como a nova lei de crimes na internet (em tramite no Congresso Nacional), ouvir acusados presos por teleconferências e, também, o documento eletrônico e a assinatura digital.

Há certo consenso de que essas facilidades contribuem para melhoria das condições de vida das pessoas. Principalmente se os cidadãos percebem a presença do Estado no seu cotidiano.

Com a globalização, as transações econômicas entre nações ficaram mais frequentes e a necessidade de criar meios jurídicos para validar documentos tornou-se mais que uma necessidade, uma questão de ordem. O primeiro movimento nesse sentido deu-se no Direito internacional, que adotou o meio eletrônico para uniformização da legislação. Falamos da lei modelo da UNCITRAL (Comissão das Nações Unidas para Leis de Comércio Internacional) sobre o comércio eletrônico, que aponta a validade jurídica da mensagem eletrônica.

> *"Não se negarão efeitos jurídicos, validade ou eficácia à informação apenas porque esteja na forma de mensagem eletrônica"* (Art. 5º).

Isso quer dizer que os documentos contratuais, feitos por meios eletrônicos, e-mail, possuem validade jurídica para exigir da parte a obrigação de cumprimento. Segundo o Projeto de Lei sobre documento eletrônico, assinatura digital e comércio eletrônico, aprovado por Comissão Especial da Câmara dos Deputados, denomina-se o documento eletrônico:

> *"a informação gerada, enviada, recebida, armazenada ou comunicada por meios eletrônicos, ópticos, optoeletrônicos ou similares"* (art. 2º, inciso I).

Apesar do aumento do uso do recurso eletrônico, existe o problema da volatilidade e da ausência de traço personalíssimo do autor, que fragilizam o documento, isto é, a falta da assinatura. Surge, assim, o grande e crucial problema da eficácia ou validade probatória do mesmo, resolvido, como veremos adiante, pela inserção da assinatura digital que nada mais é que uma moderna técnica de criptografia.

Como já vimos, se por um lado o documento eletrônico existe e é válido juridicamente, por outro lado, subsiste, diante de sua fugacidade, o crucial problema da eficácia ou validade probatória do mesmo. A indagação se impõe: como garantir autenticidade e integridade ao documento eletrônico? A resposta, para os padrões tecnológicos atuais, consiste na utilização da chamada assinatura digital baseada na criptografia assimétrica de chave pública (e chave privada). A rigor, num par de chaves matematicamente vinculadas entre si. Esse procedimento tem como principal função substituir a assinatura da carteira de identidade pela digital. Em termos sintéticos, é uma assinatura singular em formato eletrônico, que serve para garantir a validade jurídica do documento. Sua facilidade é grande, tanto para as transações internacionais, como para contratos particulares em um país de dimensões continentais como o nosso. Isso mostra que os novos problemas trazidos pela tecnologia deverão ter solução buscada no âmbito tecnológico.

Para dar uma noção geral, a criptografia consiste numa técnica de codificação de textos de tal forma que a mensagem se torne ininteligível para quem não conheça o padrão utilizado. Sua origem remonta às necessidades militares dos romanos (escrita cifrada de César). O padrão criptográfico manuseado para cifrar ou decifrar mensagens é conhecido como chave. Quando a mesma chave é utilizada para cifrar e decifrar as mensagens, temos a denominada criptografia simétrica ou de chave privada, normalmente utilizada em redes fechadas ou computadores isolados. Quando são utilizadas duas chaves distintas, mas matematicamente vinculadas entre si, uma para cifrar a mensagem e outra para decifrá-la, temos a criptografia assimétrica ou de chave pública, vocacionada para utilização em redes abertas como a internet.

Esse mecanismo é utilizado para viabilizar as chamadas conexões seguras na internet (identificadas pela presença do famoso ícone do cadeado amarelo). Por exemplo, a empresa A deseja celebrar um contrato com a empresa B, ambas precisam certificar seus computadores por órgãos públicos, o que possibilitará que as mensagens sejam cifradas e decifradas apenas pelos contratantes. A empresa A sabe que apenas a empresa B terá acesso aos documentos e vice-versa, em caso de inadimplemento (descumprimento do contrato), a autoridade pública certificadora poderá dizer com certeza a validade ou não do contrato, facilitando a eficácia ou validade probatória do documento.

O processo de regulamentação da assinatura digital no Brasil pode ser dividido, até o presente momento, em seis fases ou etapas:

- **FASE 1:** Lei Modelo das Nações Unidas sobre Comércio Eletrônico em 1996 (UNCITRAL).
- **FASE 2:** Projeto de Lei n. 672, de 1999, do Senado Federal.
- *Incorpora, na essência, a lei modelo da UNCITRAL.*
- **FASE 3:** Projeto de Lei n. 1.483, de 1999, da Câmara dos Deputados. Em apenas dois artigos, pretende instituir a fatura eletrônica e a assinatura digital (certificada por órgão público).
- **FASE 4:** Projeto de Lei n. 1.589, de 1999, da Câmara dos Deputados. Elaborado a partir de anteprojeto da Comissão de Informática Jurídica da OAB/SP, dispõe sobre o comércio eletrônico, a validade jurídica do documento eletrônico e a assinatura digital.
- **FASE 5:** Edição de Decreto pelo Governo Federal n. 3.587, de 5 de setembro de 2000. Institui a Infraestrutura de Chaves Públicas do Poder Executivo Federal.
- **FASE 6:** Edição da Medida Provisória 2.200 de 2001. Este diploma legal instituiu a Infraestrutura de Chaves Públicas Brasileira – ICP-Brasil, para garantir a autenticidade e a integridade de documentos eletrônicos através da sistemática da criptografia assimétrica.

O grande desafio é transformar a inovação tecnológica num instrumento para o desenvolvimento humano e isso requer, muitas vezes, esforço deliberado e investimento público para criar e difundir amplamente as tecnologias. Não basta investir na criação, na adaptação e na comercialização de produtos necessários, mas no acesso a esses avanços. Deve-se ampliar o acesso a validade jurídica dos documentos eletrônicos para celebração de contrato para particulares no Brasil, devido a extensão continental do país e o número de transações que se efetuam via rede.

A relação com a qualidade de vida é direta porque são mecanismos mais eficientes que facilitam o dia-a-dia daqueles que celebram contratos na internet ou simplesmente fazem compras por meios eletrônicos. Podendo transformar seu estilo de vida ao utilizar esse tempo conquistado pela inovação em atividades físicas, descanso e entretenimento. Uma visão bem próxima de Domenico De Masi sobre a importância das novas tecnologias para o surgimento da sociedade pautada no lazer. Outra aproximação se dá pelo amparo legal das relações jurídicas na internet, mostrando a presença do poder público nas relações de consumo e de contratos, o que oferecerá maior segurança para as pessoas, influindo positivamente na qualidade de vida.

CONSIDERAÇÕES FINAIS

A preocupação com o bem-estar das pessoas em geral, e dos trabalhadores mais especificamente, não se inicia com a constituição de uma área de pesquisa intitulada qualidade de vida. As condições, os modos e estilos de vida das pessoas são resultados de uma longa evolução das lutas políticas, econômicas e da própria cultura, no sentido de propiciar sempre melhores e mais dignas condições de vida para a sociedade como um todo. Uma longa história de lutas em que se destacam todos aqueles que, em algum momento, não se conformaram com os critérios de distribuição da riqueza produzida socialmente e se sacrificaram para transformar as condições dadas.

Mas, se não é justo colocar o início destas preocupações com o advento da discussão sobre qualidade de vida, tampouco seria justo considerar que a qualidade de vida, enquanto área de conhecimento, não traz nada novo ao debate teórico e às iniciativas práticas. Esse conceito, ao incorporar a dimensão subjetiva da percepção das condições de vida, permite olhar os índices econômicos (como renda e PIB) e de saúde (como expectativa de vida ao nascer), desde uma perspectiva mais ampla, que pode contribuir de forma significativa para pensar a sociedade atual.

Vamos tomar como exemplo o caso do Pré-Sal. Algumas cidades litorâneas do Brasil terão em breve um significativo aumento de receitas e de população. Não seria surpreendente se essas cidades apresentarem, em breve, o dobro da população com uma receita de arrecadação cinco ou seis vezes maior. Isso vai acarretar uma melhoria significativa na qualidade de vida das pessoas? Não necessariamente. Aliás, pelo contrário, não seria estranho que a degradação do ambiente urbano, associada ao mau uso do dinheiro público, levasse a uma piora das condições de vida de grande parte da população, com o surgimento de favelas, aumento da criminalidade e da poluição ambiental. Num cenário como esse, o desenvolvimento da pesquisa sobre qualidade de vida, assim como o acesso aos índices de mensuração transparentes e confiáveis, podem ser aliados importantes na luta por um futuro mais justo e equitativo.

Seguindo nessa mesma linha de raciocínio, é preciso sempre ter em mente que a valorização da percepção subjetiva, inerente ao conceito de qualidade de vida, traz consigo o risco da culpabilização da vítima, em que o elo mais frágil da relação acaba sendo culpado pelas mazelas decorrentes do próprio ambiente. Um trabalhador acometido, por exemplo, de alcoolismo, é o único culpado pelo vício ou é um resultado de estresses e assédios com os quais não consegue lidar? A resposta certa deve estar, muito provavelmente, no meio do caminho entre os dois extremos. Mas uma contribuição importante da qualidade de vida é trazer para o debate a certeza de que, principalmente em questões referentes a estilo de vida, é improvável alcançar resultados positivos sem o envolvimento, a conscientização e a aderência de cada pessoa em particular.

Acreditamos que a pesquisa sobre qualidade de vida pode, efetivamente, ajudar na construção de melhores e mais justas condições de vida para amplos setores da sociedade brasileira. E que pode também contribuir para uma melhor compreensão sobre as formas de organização e distribuição de riquezas na sociedade, oferecendo maiores subsídios para uma reflexão que a torne mais justa e igualitária quando necessário.

REFERÊNCIA BIBLIOGRÁFICA

ADORNO, Theodor e HORCKEIMER, Max. **Dialética do esclarecimento, indústria cultural: o esclarecimento como mistificação das massas**. Tradução: Guido de Almeida, Rio de Janeiro: Zahar, 1986.

ALMEIDA, Marco. **Lazer e Presídio: Contribuições da Teoria da Ação Comunicativa**. Dissertação de Mestrado, Faculdade de Educação Física/Unicamp. Campinas: Unicamp, 2005.

ALMEIDA, Marco e GUTIERREZ, Gustavo. Políticas Públicas de Lazer e Qualidade de Vida: a contribuição do concito de cultura para pensar as políticas de lazer. In: VILARTA, Roberto. **Qualidade de Vida e Políticas Públicas: saúde, Lazer e Atividade Física**. Campinas: IPES Editorial, 2004.

ALMEIDA, M., GUTIERREZ, L. e MARQUES, R. Qualidade de Vida como objeto de estudo polissêmico: contribuições da Educação Física e do Esporte. In: **Revista Brasileira de Qualidade de Vida**. v. 01, n. 01, jan./jun. 2009, p. 15-22.

ASSIS DE OLIVEIRA, Sávio. **A reinvenção do esporte: possibilidade da prática pedagógica**. Campinas, Autores Associados, 2001.

BARBOSA, Sônia Regina da Cal Seixas. Qualidade de Vida e ambiente: uma temática em construção. In: BARBOSA, Sônia Regina da Cal Seixas (org.). **A temática ambiental e a pluralidade do Ciclo de Seminários do NEPAM**. Campinas: UNICAMP, NEPAM, 1998, p. 401- 423.

BENJAMIN, Walter. **Magia e técnica, arte e cultura: ensaios sobrea literatura e história da cultura**. Tradução: Sergio Paulo Rouanet. São Paulo: Brasiliense, 1994.

BETTI, Mauro. Esporte e sociologia. In: TAMBUCCI, Pascoal. Luiz; OLIVEIRA, José Guilmar Mariz de; SOBRINHO, José Coelho. **Esporte e Jornalismo**. São Paulo: CEPEUSP, 1997, p.39-49.

______. Esporte espetáculo e mídias: implicações para a Qualidade de Vida. In: MOREIRA, Wagner Wey; SIMÕES, Regina (orgs). **Esporte como fator de Qualidade de Vida**. Piracicaba: Editora UNIMEP, 2002, p. 25-36.

BOSI, Eclea. **Cultura de Massa e Cultura popular: leituras operarias**. Petrópolis: Vozes, 1986.

BOURDIEU, Pierre. Gostos de classe e estilo de vida. In: ORTIZ, Renato (org). **Pierre Bourdieu: sociologia**. São Paulo: Ática, 1983a, p. 82-121.

______. **Questões de sociologia**. Rio de Janeiro: Marco Zero, 1983b.

______. **O poder simbólico**. Rio de Janeiro: Bertrand Brasil, 1989.

______. Programa para uma sociologia do esporte. In: BORDIEU, Pierre. **Coisas ditas**. São Paulo: Brasiliense, 1990, pp. 207-220.

______. **A economia das trocas simbólicas**. São Paulo: Perspectiva, 1992.

______. **Razões práticas sobre a teoria da ação**. Campinas: Papirus, 1996.

______. Os Jogos Olímpicos. In: BOURDIEU, Pierre. **Sobre a televisão**. Rio de Janeiro: Jorge Tahar, 1997, p. 121-128.

______. **O campo econômico: a dimensão simbólica da dominação**. Campinas: Papirus, 2000.

BRACHT, Valter. **Sociologia crítica do esporte: uma introdução**. Vitória, UFES, Centro de Educação Física e Desportos, 1997.

BRANDÃO, R. **Plantar, colher e comer**. Rio de Janeiro: Edição Graal, 1981.

BRASIL, **Ministério da educação. Secretaria de educação, esportes e recreação. Esporte e lazer na empresa**. Brasília, MEC/ SEED, 1990.

BUSS PM. Promoção da saúde e Qualidade de Vida. **Ciência &Saúde Coletiva**. São Paulo, v. 5, n.1, 2000, 163-77.

CANESQUI, A. Anthropology and eating. **Revista de Saúde Pública**. São Paulo, v.1, n.22, 1988, p.207-216.

CAÑETE, Ingrid. **Humanização: desafio da empresa moderna: aginástica laboral como um caminho**. São Paulo: Ícone, 2001.

CARVALHO, Yara Maria de. **O mito da atividade física e saúde**. São Paulo: Hucitec, 2001.

CASTELLANOS, P. Epidemiologia, saúde pública, situação de saúde e condições de vida: considerações conceituais. In BARATA, R. (org.). **Condições de Vida e Situação de Saúde**. Saúde Movimento, 1997, p. 31-76.

CICONELLI RM, Ferraz MB, Santos W, Meinão I, Quaresma MR. Tradução para a língua portuguesa e validação do questionário genérico de avaliação da Qualidade de Vida SF-36 (Brasil SF-36). **Revista Brasileira de Reumatologia.** v.39, n.3, 1999.

COLLAÇO J. Um olhar antropológico sobre o hábito de comer fora. Campos. **Revista de Antropologia Social**, Paraná, v.1, n.4, 2003, p.171-194.

CORBIN, Alain. **L'Avènement des Loisir (1850-1960)**.Paris: Aubier, 1995.

COSTA, Lamartine Pereira da. Fundamentos do lazer e esporte na empresa. In: BRASIL, **Ministério da educação. Secretaria de educação, esportes e recreação. Esporte e lazer na empresa.** Brasília, MEC/SEED, 1990.

DANIEL, Junbla Maria Pimentel; CRAVO, Veraluz Zicarelli. Valor social e cultural da alimentação. In: CANESQUI, Ana Maria; GARCIA, Rosa Wanda Diez (orgs.). **Antropologia e nutrição: um diálogo possível**. Rio de Janeiro: Editora Fiocruz, 2005, p. 57-68.

DESLANDES, Sueli Ferreira Prefácio. In: GONÇALVES, Aguinaldo (org.) **Conhecendo e discutindo saúde coletiva e atividade física**. Rio de Janeiro: Guanabara Koogan, 2004, p.VII - XI.

DUMAZEDIER, Jofre. **Sociologia Empírica do Lazer**. Tradução: Silvia Mazza e J. Guinsburg. São Paulo: Perspectiva: SESC, 1979.

______. **Planejamento de lazer no Brasil: a teoria sociológica da decisão**. Tradução: Regina Maria Vieira. São Paulo, SESC-CODES/DICOTE-CELAZER, 1980.

DUTRA R. Nação, região, cidadania: a construção das cozinhas regionais no projeto nacional brasileiro. Campos. **Revista de Antropologia Social**. v.1 n.5, 2004, p.93-110.

EISENBERG, José. Internet, democracia e República. In: **Dados**. v.46, n.3, 2003.
ELIAS, N. **Introdução à sociologia**. São Paulo: Martins Fontes, 1980.

ELIAS, Nobert. **A sociedade dos indivíduos**. Tradução: Vera Ribeiro. Rio de Janeiro: ZAHAR, 1984.

ELIAS, Nobert e DUNNING, Erich. **Memória e Sociedade a Buscada Excitação**. Lisboa: Difel, 1992.

FERNANDES, Florestan. O folclore de uma cidade em mudança. In OLIVEIRA, Paulo de Salles (org.). **Metodologia das Ciências Humanas**, São Paulo, Hucitec/UNESP, 1998.

FLECK, Marcelo Pio de Almeida. O instrumento de avaliação de Qualidade de Vida da Organização Mundial de Saúde (WHOQOL-100): características e perspectivas. **Revista Ciência e Saúde Coletiva**, v.5, n.1, 2000 p. 33-38.

FLECK, Marcelo Pio de Almeida; LEAL, Ondina Fachel; LOUZADA, Sérgio; XAVIER, Marta; CHACHAMOVICH, Eduardo; VIEIRA, Guilherme; SANTOS, Lizandra dos; PINZON, Vanessa. Desenvolvimento da versão em português do instrumento de avaliação de Qualidade de Vida da OMS (WHOQOL-100). **Revista Brasileira de Psiquiatria**, v.21, n.1, 1999, p.19- 28.

FREITAS, Clara M. S. M. de. As classes sociais na sociedade do espetáculo: o olhar dos torcedores de futebol. **Revista Portuguesa de Ciências do Desporto**. v.5, n.3, 2005, p.329-334.

______. A gestão contemporânea está doente? In: VILARTA, Roberto; CARVALHO, Teresa Helena Portela Freire de; GONÇALVES, Aguinaldo; GUTIERREZ, Gustavo Luis (orgs.). **Qualidade de Vida e fadiga institucional**. Campinas: IPES, 2006, p. 47-72.

GARCIA, Rui. Da esportivização à somatização da sociedade. In: BENTO, Jorge Olímpio; GARCIA, Rui; GRAÇA, Amandio. **Contextos da pedagogia do desporto: perspectivas e problemas**. Lisboa: Livros Horizonte, 1999, p.115-163.

______. Desporto, formação profissional e Qualidade de Vida. In: MOREIRA, Wagner Wey; SIMÕES, Regina (orgs.). **Esporte como fator de Qualidade de Vida**. Piracicaba: Editora Unimep, 2002, p. 163-172.

GEBARA, A. Norbert Elias e Pierre Bourdieu: novas abordagens, novos temas. In: **CONGRESSO BRASILEIRO DE HISTÓRIA DOESPORTE, LAZER E EDUCAÇÃO FÍSICA**, 6., 1998, Rio de Janeiro. Coletânea, Rio de Janeiro: UGF, 1998. p. 75-81

GEERTZ, Cliford. **A Interpretação das Culturas**. Rio de Janeiro: Guanabara, 1989.

GONÇALVES, Aguinaldo. Em busca do diálogo do controle social sobre o estilo de vida. In: VILARTA, Roberto (org.) **Qualidade de Vida e políticas públicas: saúde, lazer e atividade física**. Campinas, IPES,2004, p. 17-26.

GONÇALVES, Aguinaldo; VILARTA, Roberto Qualidade de Vida: identidades e indicadores. In: GONÇALVES, Aguinaldo e VILARTA, Roberto (orgs.). **Qualidade de Vida e atividade física: explorando teorias e práticas**. Barueri: Manole, 2004, p.03-25.

GUTIERREZ, Gustavo. Lazer exclusão social e militância política. In: In: BRUHNS, H. e GUTIERREZ, G. (Orgs). **Temas sobre o Lazer**. Campinas: Autores Associados, 2000.

______. **Lazer e Prazer Questões Metodológicas e Alternativas Políticas**. São Paulo: Edusp, 2001.

______. A contribuição da Teoria da Ação Comunicativa para a pesquisa sobre o lazer. In: BRUNHZ, H (org). **Lazer e Ciências Sociais**. Campinas: Autores Associados, 2002.

______. Aspectos organizacionais e lúdicos da Qualidade de Vida: abordagem multidisciplinar. In GONÇALVES, Aguinaldo e VILARTA, Roberto. **Qualidade de Vida e atividade física: explorando teorias e práticas**. São Paulo: Manole, 2004.

GUTIERREZ, Gustavo e ALMEIDA, Marco. Conflito e gestão da Qualidade de Vida nas organizações. VILARTA, Roberto

(Orgs.). **Qualidade de Vida e fadiga institucional**. Campinas: IPES, 2006.p.85- 96

HABERMAS, Jürgen. **Teoria de la Acion Comunicativa**. Versión Castellana de Manoel Jemenez Redondo. Madri: Taurus, 1987.

______. **Consciência moral e agir comunicativo**. Rio de Janeiro, Tempo brasileiro, 1989.

IANNI, Octavio. **A era do globalismo**. 7a ed. Rio de Janeiro: Civilização Brasileira, 2002.

LÉVI-STRAUSS, C. **Les structures eléméntaires de la parenté**. 2ª ed. Paris: Mouton; 1973.

LOVISOLO, Hugo. Atividade física e saúde: uma agenda sociológica de pesquisa. In: MOREIRA, Wagner Wey; SIMÕES, Regina (orgs.). **Esporte como fator de Qualidade de Vida**. Piracicaba: Editora Unimep,2002, p. 277-296.

LURDEMIR, Ana B. Desigualdade de classe e gênero e saúde mental das cidades. In: **Phisis Revista de Saúde Coletiva**. Rio de Janeiro. v.18, n.3, 2008, p.451 a 467.

KUNZ, Elenor. **Transformação didático-pedagógica do esporte**. Ijuí, Ed. Unijuí, 1994.

MACIEL, maria Eunice. Identidade cultural e alimentação. In: CANESQUI, Ana Maria; GARCIA, Rosa Wanda Diez (orgs.). **Antropologia e nutrição: um diálogo possível**. Rio de Janeiro: Editora Fiocruz, 2005, p. 49-55.

MAGNANI, José. Lazer um campo interdisciplinar de pesquisa. In: BRUHNS, H. e GUTIERREZ, G. (Orgs.). **O corpo e lúdico: ciclo de debates lazer e motricidade**. Campinas: Autores Associados, 2000.

MANTEGA, Guido. Marxismo na economia brasileira. In: MORAES, J. (Org.). **História do marxismo no Brasil II: Os influxos teóricos**. Campinas: Editora da Unicamp, 1995.

MARCELLINO, Nelson. **Pedagogia da Animação**. Campinas, SP: Papirus, 1990.

MARCHI JR., W. Como é possível ser esportivo e sociólogo? In GEBARA, A.; PILATTI, L. A. **Ensaios sobre história e sociologia nos esportes**. Jundiaí: Fontoura, 2006. p.159-195.

MARQUES, Renato Francisco Rodrigues. **Esporte e escola: proposta para uma ressignificação**. Monografia para obtenção de título de licenciado em Educação Física, Faculdade de Educação Física da UNICAMP, 2004.

______. Influência da tecnologia sobre a prática cotidiana de atividade física. In: VILARTA, Roberto; GUTIERREZ, Gustavo Luis; CARVALHO, Teresa Helena Portela Freire de; GONÇALVES, Aguinaldo. **Qualidade de Vida e Novas Tecnologias**. Campinas: IPES editorial, 2007, pp. 139-148.

MARQUES, Renato, GUTIERREZ, Gustavo e ALMEIDA, Marco. O esporte contemporâneo e o modelo de concepção das formas de manifestação do esporte. In: **Conexões – Revista da Faculdade de Educação Física da Unicamp**. v.6, n.2, 2008, p.42-61.

______. Esporte na empresa: a complexidade da integração interpessoal. **Revista Brasileira de Educação Física e Esporte**. São Paulo, v. 20, n. 1, 2006 p. 27-36.

MAYO, Elton. **The human problems of the industrial civilization**. Nova York: the Macmilan Co, 1933. MP.n. 2.200, de 28 de junho de 2001 www.planalto.gov.br/ccivil_03/MPV/Antigas_2001/2200.htm

MENASCHE R, Maciel M. Alimentação e cultura, identidade e cidadania. **Revista Democracia Viva**. Especial Segurança Alimentar 16. Rio de Janeiro: Ibase; mai-jun, v.3, n.7, 2003.

MENEZES. **Segurança alimentar: um conceito em disputa e construção**. Rio de Janeiro: Ibase, 2001.

MESSER, E. Perspectivas antropológicas sobre a dieta. In: CONTRERAS, J. (org.). **Alimentação e cultura**. Barcelona: Universidade de Barcelona, 1995.

MINTZ S. Comida e antropologia. Uma breve revisão. **Cadernos de Ciências Sociais**, v.16, n.47, 2001, p.31-41.

MINAYO, M. C. S.; HARTZ, Z. M. A.; BUSS, P. M. Qualidade de Vida e saúde: um debate necessário. **Ciência & Saúde Coletiva**. Rio de Janeiro, v. 5, n.1, 2000, p. 7-18.

MORIN, Edgar. **Cultura de massa no século XX: neurose**. 9ªedição. Rio de janeiro: Forense Universitária, 1997.

NAHAS, M. V. **Atividade física, saúde e Qualidade de Vida: conceitos e sugestões para um estilo de vida ativo**. 3. ed. Londrina: Midiograf, 2003.

NAHAS, M. V.; BARROS, M. V. G.; FRANCALACCI, V. L. O pentáculo do bem-estar: base conceitual para avaliação do estilo de vida de indivíduos ou grupos. **Revista Brasileira de Atividade Física e Saúde**, v. 5, n. 2, 2001, 48-59.

NICHOLLS, Geoff. The role of sport counseling for unemployed Young people on Probation (23-26). In: **World leisure e recreation**. v39. n.4. Leisure Management Unit, Sheffield University the UK, 1997.

OLIVEIRA, Diná T.R. de. **Por uma ressignificação crítica do esporte na Educação Física: uma intervenção na escola pública**. Dissertação de mestrado, Faculdade de Educação Física, Universidade Estadual de Campinas, Campinas, 2002.

______. Educação Física escolar e ditadura militar no Brasil (1968-1984): entre a adesão e a resistência. In: **Revista Brasileira de Ciências do Esporte**, v.25, n.2, 2004.

OMS. **The World Health Organization Quality of Life Assessment (WHOQOL): position paper from the World Health Organization. Social science and medicine**.v.41, n.10, 1995, p.403-409.

______. **Promoción de la salud**. Glosario. Genebra: OMS; 1998.

______. **Índice de Desenvolvimento Humano. Programa das Nações Unidas para o Desenvolvimento. [relatório]. 2006**.

PAIM, J. Abordagens teórico-conceituais em estudos de condições de vida e saúde: notas para reflexão, In RB BARATA (org.) **Condições de Vida e Situação de Saúde**. Saúde Movimento, 4, Abrasco, Rio de Janeiro, 1997, p. 7-32.

PAIXÃO, Marcelo. Desenvolvimento humano e as desigualdades étnicas no Brasil: um retrato de final de século. **Revista Proposta**, Rio de Janeiro, v.86, p.30-52, 2000.

PEREIRA, Maria Cláudia Medeiros. **"Costurando" o lazer na Singer (Campinas-SP): um estudo de caso**. Monografia para obtenção do título de especialista em recreação e lazer do curso de especialização em recreação e lazer da Faculdade de Educação Física da UNICAMP, 1992.

PILATTI, L. A. **Ensaios sobre história e sociologia nos esportes**. Jundiaí: Fontoura, 2006. p.159-195.

RAMALHO, Rejane Andréa; SAUNDERS, Cláudia. O papel da educação nutricional no combate às carências nutricionais. **Revista da nutrição**. Campinas, n. 13 v.1, 2000 p.11-16.

RELATÓRIO DE DESENVOLVIMENTO HUMANO. **Novas tecnologias e desenvolvimento humano. Programa das Nações Unidas para o Desenvolvimento**. Lisboa, Portugal: Trinova Editora, 2001.

SIMÕES, Regina (orgs.). **Esporte como fator de Qualidade de Vida**. Piracicaba: Editora Unimep, 2002, p. 181-188.

RUFINO NETTO, A. Qualidade de Vida: compromisso histórico da epidemiologia. In MFL Lima e Costa & RP Sousa (orgs.). **Qualidade de Vida: Compromisso Histórico da Epidemiologia**. Coopmed/ Abrasco, Belo Horizonte, 1994, p.11-18.

SAHLINS, M. **Cultura e razão prática**. Rio de Janeiro: Zahar; 1979.

SANT´ANNA, Denise. **O prazer justificado: história e lazer (São Pulo, 1969/1979)**. São Paulo: Marco Zero/MTC-Cnpq, 1994.

______. **Corpos de Passagem**. São Paulo: Estação Liberdade, 2001.

SEIDL, Eliane Maria Fleury; ZANNON, Cecília Maria Lana da Costa. Qualidade de Vida e saúde: aspectos conceituais e metodológicos. **Caderno Saúde Pública**, Rio de Janeiro, v.20, n.2, Rio de Janeiro, Março/ abril, 2004, p.580-587.

SIGOLI, M. e ROSE, D. A história do uso político do esporte. **Rev. Bras. Cienc. Movimento**, Brasília, v.12, n.2, 2004, p.111-119.

STIGGER, Marco. Participação popular na gestão espaço público de lazer: um caminho percorrível na construção da utopia democrática.

In: MARCELLINO, N. (Org). **Políticas Públicas e setoriais de lazer: o papel das prefeituras**. Campinas: Autores Associados, 1996.

THOMPSON, E. P. **Costumes em comum**. São Paulo: Companhia das Letras, 1998.

TOPEL, M. As leis dietéticas judaicas: um prato cheio para a antropologia. **Horiz Antropol**, v.1, n.9, 2003, p.203-222.

TUBINO, Manoel José Gomes. **Dimensões sociais do esporte**. São Paulo: Cortez/ Autores Associados, 1992.

______. Esporte, política e Jogos Olímpicos. In: TAMBUCCI, Pascoal. Luiz; OLIVEIRA, José Guilmar Mariz de; SOBRINHO, José Coelho. **Esporte e jornalismo**. São Paulo: CEPEUSP, 1997, p.19-23.

______. **O que é esporte**. São Paulo: Brasiliense, 1999.

______. Qualidade de Vida e sua complexidade. In: MOREIRA, Wagner Wey; SIMÕES, Regina (orgs.). **Esporte como fator de Qualidade de Vida**. Piracicaba: Editora Unimep, 2002, p. 263-268.

VILARTA, Roberto; GONÇALVES, Aguinaldo Qualidade de Vida – concepções básicas voltadas à saúde. In: GONÇALVES, Aguinaldo e VILARTA, Roberto (orgs.). **Qualidade de Vida e atividade física: explorando teorias e práticas**. Barueri: Manole, 2004, p.27-62.

WEBER, Max. **Economia e sociedade: fundamentos da sociologia compreensiva**. Tradução de Regis Barbosa e Karen Elsabe Barbosa; revisão técnica de Gabriel Cohn, 3ª ed. Brasília, DF: Editora Universidade de Brasília, 1994.

WEINECK, Jurgen. **Atividade física e esporte para quê?** Barueri: Manole, 2003.

WHOQOL Group. The development of the World Health Organization quality of life assessment instrument (the WHOQOL).

WHOQOL Group. The World Health Organization Quality of Life Assessment (WHOQOL): position paper from the World Health Organization, In: ORLEY, J.; KUYKEN, W. (Eds.).

SOBRE O AUTOR

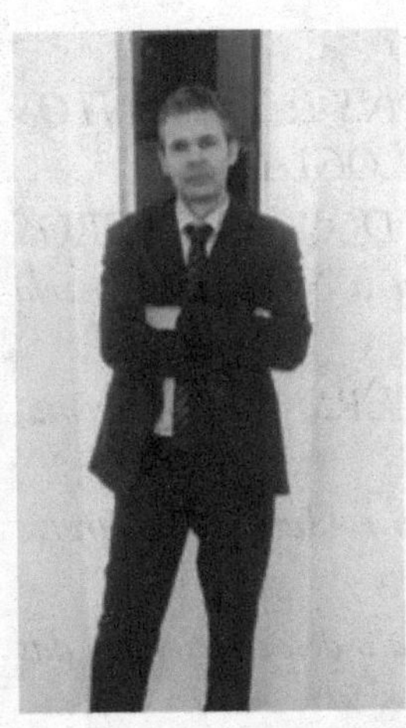

Rômulo Borges Rodrigues é Escritor, Terapeuta Holístico, Mestre de Reiki, Consultor e Numerólogo.

Trabalha com Reflexologia, Reiki, Massagem, Florais, Aconselhamento Terapêutico, Técnicas de Relaxamento, Hipnose, Regressão, Terapia de Vidas Passadas, Numerologia e ministra cursos online.

Estuda e pesquisa sobre a espiritualidade há mais de vinte anos.

Foi membro da Associação Internacional Amigos da Natureza (AIANATU - SP), na qual fez parte do trabalho de cura espiritual. Foi nessa associação onde alguns de seus dons espirituais foram desarquivados.

Também foi membro da Ordem dos Filhos da Luz (Piracicaba - SP). Foi integrante da Ordem dos Templários, onde foi dirigente do hospital de cura espiritual de uma das suas sedes.

Atualmente, é coordenador do Projeto Social Nova Era na cidade de São Paulo, no qual dá palestras e ministra tratamento alternativo para o público utilizando várias técnicas terapêuticas. Escreve artigos quinzenais para sites e revistas sobre vários temas e é autor das seguintes obras:

- *SOCIEDADE HIPÓCRITA E CORRUPTA*
- *Decadência dos valores éticos e morais*
- *PLANETA TERRA EM FASE DE TRANSIÇÃO*
- *Acontecimentos que estão causando mudanças no planeta e no comportamento humano*

- *Arcanjos e Arquétipos*
- *Guia Prático dos Anjos (Tabela completa de todos os anjos)*
- *Numerologia – A ciência milenar dos números*
- *DESCUBRA SEU POTENCIAL, DONS E TALENTOS INATOS ATRAVÉS DA NUMEROLOGIA.*
- *A PODEROSA INFLUÊNCIA DOS NÚMEROS SOBRE AS NOSSAS VIDAS – O que a Numerologia revela sobre nosso passado, presente e futuro.*
- *REIKI – ENERGIA VITAL UNIVERSAL (Harmonia, Equilíbrio e Cura).*
- *OS FLORAIS DE BACH – Equilíbrio e Harmonia Através das Essências.*
- *O PODER DA MENTE – A chave para o desenvolvimento das potencialidades do ser humano.*
- *Os ensinamentos de Siddartha Gautama, o Buda.*
- *A HISTÓRIA DO BUDISMO - Princípios, conceitos, ensinamentos*
- *Cuide de Você e Tenha Mais Qualidade de Vida – Cuidar de si mesmo é imprescindível para se obter uma vida plena e satisfatória (Vols. I, II, III, IV e V)*
- *A Regência Cósmica*
- *Alimentação Saudável = Saúde Perfeita – O consumo de alimentos adequados proporciona equilíbrio orgânico e psíquico (Vols. I, I, III, IV, V, VI e VII)*
- *REFLEXOLOGIA (Massagem Podal) – Equilíbrio e bem-estar através da planta dos pés*
- *OS MECANISMOS DA MENTE – A sua natureza comportamental*
- *TRATADO SOBRE AS RELIGIÕES E FILOSOFIAS DE VIDA – Síntese dos sistemas religiosos e correntes filosóficas*
- *ESTUDO SOBRE AS TERAPIAS*

COMPLEMENTARES – Técnicas terapêuticas integrativas que proporcionam equilíbrio e harmonia

- *GUIA COMPLETO DAS TERAPIAS ALTERNATIVAS*
- *PRÉ-EXISTÊNCIA E PÓS EXISTÊNCIA DA ALMA – Vidas passadas, vidas futuras*
- *PRINCÍPIOS, FILOSOFIA E METODOLOGIA DA MEDICINA HOLÍSTICA - Os recursos e métodos terapêuticos utilizados nos tratamentos e terapias*
- *CURSO DE REIKI*
- *CURSO DE FLORAIS*
- *CURSO DE REFLEXOLOGIA (Massagem Podal)*
- *CURSO DE NUMEROLOGIA – Método simples e prático*
- *CURSO DE HIPNOSE, REGRESSÃO, TVP, TMS – Metodologia simplificada*
- *CURSO DE FENG SHUI – Técnica chinesa milenar de harmonização e equilíbrio de ambientes*
- *CURSO DE RADIESTESIA*
- *CURSO DE CROMOTERAPIA*

CONTATOS COM O AUTOR

E-MAIL: romulobr@outlook.com
FACEBOOK: facebook.com/romuloborgesrodrigues
SKYPE: samadhi514
TWITTER: @_arahat